PUBLICATIONS DU *PROGRÈS MÉDICAL*

MANUEL

DES

INFIRMIÈRES

—

TOME II
PANSEMENTS

PARIS
AUX BUREAUX DU *PROGRÈS MÉDICAL*
6, RUE DES ÉCOLES, 6
—
1878

MANUEL

DES

INFIRMIÈRES.

VERSAILLES

CERF ET FILS, IMPRIMEURS

59, RUE DUPLESSIS, 59

PUBLICATIONS DU *PROGRÈS MÉDICAL*

MANUEL

DES

INFIRMIÈRES

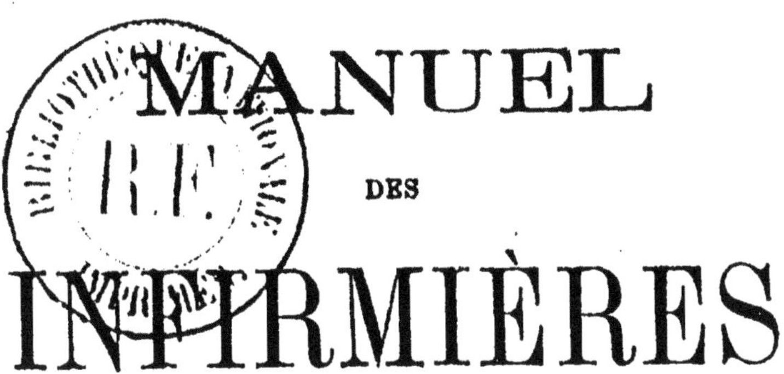

TOME II

PANSEMENTS

PARIS

AUX BUREAUX DU *PROGRÈS MÉDICAL*

6, RUE DES ÉCOLES, 6

1878

MANUEL

DES

INFIRMIÈRES

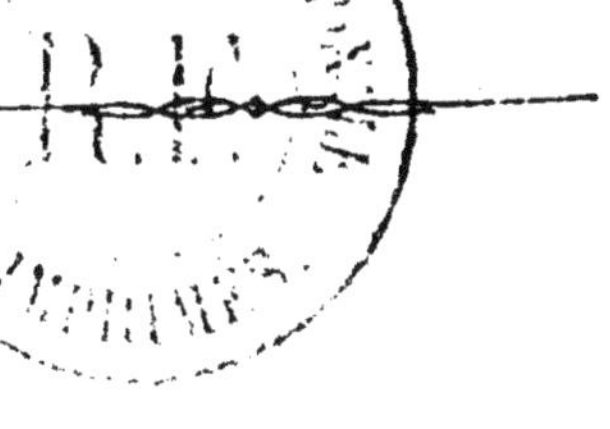

Des Lits.

Les lits en fer sont ceux qui conviennent le mieux pour les malades. Ils ne doivent pas être trop élevés, parce que cela génerait l'infirmière pour soulever le malade, quand il en est besoin ; — ils ne doivent pas être trop larges, parce que l'infirmière aurait de la peine à atteindre les deux côtés en passant son bras par-dessus le lit. Les lits ne doivent pas avoir de montants, excepté à la tête où ils sont nécessaires pour soutenir les oreillers.

Chaque fois que cela est possible, il est bon d'avoir deux lits placés à côté l'un de l'autre, afin que, si le malade est dans un état qui permette de le lever, on puisse le coucher le jour dans un de ces lits, la nuit dans l'autre. Si l'on dispose de deux lits, on devra chauffer le lit où l'on va placer le malade ; on le chauffera juste assez pour empêcher le malade d'éprouver le sentiment de frisson, de tremblement qui arriverait si on le mettait sur des draps froids. Cette précaution de chauffer le lit doit être prise surtout quand il s'agit de malades qui ont de la fièvre.

Il est indispensable qu'il y ait un espace suffisant tout autour du lit, pour que l'infirmière puisse se tenir de l'un et l'autre côté et ne soit pas obligée de passer les bras au travers du lit, par-dessus le malade.

Si le fond du lit (ou le sommier) est formé par des bandes de toile forte, un bon matelas de crin est suffisant ; mais, dans ce cas, les bandes de toile doivent être tenues uniformément tendues, et on ne doit jamais les laisser former un trou au milieu du lit.

Si le fond du lit (ou le sommier) est fait avec des barres de fer disposées en travers, il est préférable de mettre un *matelas de laine* par-dessus le matelas de crin ; cela est meilleur pour deux raisons : 1° pour le bien-être du malade ; 2° et aussi pour protéger le matelas de laine contre les barreaux de fer, qui pourraient le couper, si le malade était très-lourd ou s'il devait coucher dans le même lit pendant longtemps.

La surface du lit doit être parfaitement unie; tous les changements, soit pour élever un membre, soit pour l'abaisser, soit pour relever les reins, etc., devront être faits avec des oreillers ou des coussins. — Nous ne dirons rien des lits de plume, ils sont mauvais. Dans le cas où une infirmière aurait à soigner un malade couché sur un lit de ce genre, elle saura parfaitement l'arranger.

Bien faire un lit est une partie très-importante du travail de l'infirmière, spécialement dans les cas de chirurgie. On diffère d'opinion sur la question de savoir s'il est convenable, dans ces cas de chirurgie, de placer une couverture sur le matelas ou simplement un drap. En réfléchissant, on arrive à ceci : c'est qu'il vaut mieux ne pas mettre de couverture sur le matelas en temps chaud, parce que la couverture augmenterait la chaleur du malade et ferait qu'il serait plus difficile de tenir le drap placé sous le malade, tout à fait sans plis, ce qui est un point d'une véritable importance. Dans les temps froids, toutefois, il est bon de mettre une couverture sur le matelas; cette disposition exige le plus grand

soin de la part de l'infirmière, surtout lorsqu'elle
doit changer le drap de dessous ou l'alèze, car si
toutes les parties du lit qui sont au-dessous du
malade ne sont pas parfaitement lisses et tout à
fait libres de plis, des *eschares* se produiront
inévitablement.

Le lit étant fait jusqu'au drap de dessous, on
aura soin d'arranger une toile cirée et une alèze
de telle façon que ni le sang, ni d'autres matières
puissént atteindre et salir le drap de dessous,
qu'il est souvent nécessaire, en raison de la maladie, de ne pas changer fréquemment. La toile
cirée et l'alèze, qui reçoivent les matières, le
sang, etc., pouvant être aisément enlevées, per-
mettront de tenir le drap de dessous aussi propre que possible.

L'*alèze* est généralement faite avec de vieux
draps doublés et cousus ensemble. Elle doit avoir
la même largeur que le drap, afin qu'on puisse
la rentrer, de chaque côté, sous le matelas ; elle
doit avoir aussi une hauteur convenable, environ
un mètre ; elle peut être plus haute, sans inconvénient. S'il s'agit de lits d'enfants, les dimensions de l'alèze devront avoir la même proportion par rapport aux draps.

Les parties supérieures du lit sont : le drap de dessus et les couvertures. Celles-ci doivent être accommodées au temps ; mais, dans tous les cas, elles devront être légères, même s'il est besoin d'une grande chaleur pour le malade.

On peut toujours changer facilement la toile cirée et l'alèze. Cette petite opération exigera deux infirmières, si le malade est lourd ou s'il ne peut pas s'aider. Voici comment il faut s'y prendre : Une toile cirée et une alèze propres étant préparées et roulées lâchement, l'une des infirmières, placée du côté le plus commode, poussera la toile cirée et l'alèze sales de l'autre côté du malade et glissera aussitôt sous le malade la toile cirée et l'alèze propres. Elle est aidée par l'autre infirmière qui, en plaçant ses mains sous le malade, attirera vers elle la toile cirée et l'alèze ; quelquefois aussi, le rôle de la seconde infirmière consiste à aider le malade à se soulever, ce qui est indispensable pour que le lit soit parfaitement uni et qu'il n'y ait aucun pli capable de causer des eschares.

Le changement du drap de dessous, sans placer le malade hors de son lit, est l'opération la plus difficile de toutes celles qui ont pour objet de faire le lit ; mais ce changement peut toujours être effectué sans faire souffrir le malade, si on y apporte un temps et un soin suffisants. Pour cela, il faut que l'infirmière soit aidée par une ou par deux de ses compagnes. D'abord, elle roulera lâchement le drap propre, ne laissant déroulée que juste la longueur nécessaire pour couvrir convenablement le traversin. Cela accompli, elle détachera le drap sale du côté de la tête du lit, l'enroulera sous le malade jusqu'à ce que le traversin soit découvert. Alors, elle prendra le drap propre, couvrira le traversin, roulera le drap sous le malade jusqu'à ce que le drap propre et le drap sale soient justes sous les épaules. Puis, elle déroulera le drap propre en même temps qu'elle enroulera le drap sale ; avec un peu de pratique, une bonne infirmière parviendra à faire cette petite opération sans difficulté. Dans beaucoup de cas, le malade sera capable de se soulever lui-même suffisamment pour laisser passer les deux draps. Si le malade n'est pas capable de se soulever, les infirmières qui aident passeraient leurs mains sous lui et l'aideraient autant qu'il en serait besoin. S'il s'agissait d'un cas d'amputation, l'infirmière soulèverait elle-même le moignon lorsqu'elle passe le drap au-dessous de lui. Dans les cas de ce genre, si les aides de l'infirmière sont inexpérimentés, elle leur donnerait des indications détaillées, *mais de telle façon que le malade ne puisse entendre ce qu'elle dit.*

Il est essentiel, pour la tranquillité du malade, sinon pour son bien-être, qu'il ne soit pas tracassé par des paroles inutiles et des instructions données autour de son lit.

On ne doit pas toucher au lit d'un tel malade (un amputé), avant que chaque chose ne soit prête ; et quand tout est préparé, on doit faire chaque chose avec le moins de paroles possibles. Le *changement des draps* atigue considérablement un malade très-malade ; c'est pourquoi on lui donnera des stimulants — si le médecin en a prescrit, — ou de la nourriture soit avant, soit après, selon son désir, pour éviter l'épuisement qui succède au changement des draps.

Le plus grand soin devra toujours être pris pour que tout ce qui fait partie d'un lit sur lequel un malade doit être placé après une opération soit parfaitement propre, de telle sorte que le malade puisse être assuré d'un repos et d'une tranquillité parfaite pendant quelque temps, sans qu'on soit dans la nécessité de changer son lit.

S'agit-il d'une opération pouvant être suivie d'hémorrhagie, on mettra une alèze et une toile cirée pour recevoir tout le sang et toutes les autres matières, de manière à pouvoir retirer toutes les saletés sans trop troubler le malade. La chaleur du lit étant capable de rendre dangereux pour l'opéré le séjour du sang et des autres matières, on devra toujours les enlever aussitôt que possible.

Dans les cas d'amputation soit de la cuisse, soit de la jambe, une alèze et une toile cirée seront disposées en travers du lit et descendront jusqu'au-dessous du moignon. Un coussin couvert d'une toile cirée et d'une alèze sera préparé pour recevoir et soutenir le moignon. Des *cerceaux* pour empêcher les parties supérieures du lit de presser sur le moignon, seront aussi nécessaires.

Lorsque le malade est couché, on tire le drap de dessus sur lui, en couvrant la jambe saine. Grâce à cette précaution le malade est tenu décemment couvert, quand il est nécessaire de soulever les couvertures. Il est bon d'arranger celles-ci, au niveau du cerceau, de telle façon que l'infirmière puisse voir facilement en dessous, à travers le cerceau, *si le moignon saigne,* sans être obligée de déranger et découvrir continuellement le malade.

Dans le cas d'opération de hernie, de taille, de lithotritie, d'ovariotomie, et dans toutes les opérations qui se pratiquent sur l'abdomen (ventre), il est nécessaire de placer une toile cirée et une alèze en travers du milieu du lit, pour empêcher que le drap de dessous ne soit sali. Un traversin ou un coussin couvert d'une toile cirée sera placé sous le drap de façon à maintenir les genoux élevés; par cette précaution, on place les muscles du ventre dans le relâchement, ce qui contribue à la guérison de la plaie. Un grand cerceau, passant par dessus tout le corps, s'oppose à la pression du drap de dessus et des couvertures.

Ces indications suffiront amplement pour rendre capable une bonne infirmière de préparer convenablement un lit pour quelque opération que ce soit. Il lui suffira d'appliquer les conseils qui précèdent à chaque cas particulier.

Des coussins.

On se sert souvent de *coussins* remplis de balle d'avoine. L'enveloppe est faite avec du calicot ou de la toile. Les dimensions des coussins varient; les plus gros se rapprochent des oreillers par leur volume; les plus petits ont 8 à 10 centimètres de largeur, 15, 20 ou 30 centimètres de longueur. On les remplit modérément de balle d'avoine qui échauffe peu le malade, se déplace avec une grande facilité, de telle sorte qu'elle permet de donner au coussin une forme convenable. Le crin, la laine, ne présentent pas l'avantage de se déplacer aussi facilement que la balle.

On a encore fabriqué des coussins en *caoutchouc vulcanisé* et remplis d'*air* ou d'*eau*. D'autres fois, au lieu de *coussins en toile* pleins de balle d'avoine, on se sert de coussins remplis de sable.

Des pansements.

On donne le nom de *pansement* à une opération qui consiste à appliquer méthodiquement un topique ou un appareil sur une région blessée ou malade du corps.

Dans les hôpitaux, les objets nécessaires aux pansements sont contenus dans des boîtes portatives, nommées *appareils*. Ils ont la forme d'un carré allongé, divisé en plusieurs compartiments destinés à recevoir le linge à pansements et les topiques (1). Les appareils doivent être complétés chaque jour.

____

(1) On désigne ainsi tout médicament qu'on applique à la surface du corps. Exemples : les emplâtres, les onguents, les cataplasmes.

Pour la préparation, comme pour l'exécution des pansements, on a besoin d'une paire de ciseaux droits, d'un rasoir, d'une pince à pansements, d'une spatule et d'un porte-mèche.

Les *ciseaux droits* sont d'un usage constant ; ils servent à couper les différentes pièces de linge qui entrent dans la composition d'un pansement.

Le *rasoir* sert à couper les cheveux et les poils au voisinage des plaies et sur tous les points où l'on doit pratiquer une opération ou appliquer un topique, poser un vésicatoire.

La *pince à pansement* est spécialement destinée à enlever les pièces de linge souillées par le pus ou le sang, et à porter sur les plaies des boulettes de charpie, afin de les nettoyer.

La *spatule* est une lame métallique dont les deux extrémités sont légèrement relevées en sens inverse. L'une de ces extrémités est élargie et présente, sur le côté convexe (ou un peu arrondi), une face plane qui sert à étaler certains topiques ; l'autre face, concave (ou un peu creuse), offre au milieu une arête, de chaque côté de laquelle sont deux surfaces planes : les deux bords, légèrement tranchants, servent à enlever le pus ou les topiques desséchés autour des plaies ; la pointe est un peu mousse. L'autre extrémité est

plus étroite, plus épaisse, présente des dente-
lures ; son usage est réservé au chirurgien ou au
médecin. Elle sert, en effet, à soulever des parties osseuses enfoncées, *ce que ne doit jamais
faire l'infirmière.*

Le *porte-mèche* est une petite tige de métal,
longue de 15 à 15 centimètres. Elle offre à l'une
de ses extrémités une bifurcation sur laquelle on
place la partie moyenne de la mèche, dont on rabat les extrémités de chaque côté.

Des linges.

Les *linges* qui servent aux pansements doivent
être de toile, de chanvre ou de lin, et même de
coton, demi-usés et blancs de lessive.

Les linges sont employés à l'état de *charpie,*
de *compresses,* de *bandes* et de larges pièces,
telles que : *alèzes, draps fanons, bandages de
corps, mouchoirs,* etc.

De la charpie.

La *charpie* est une substance spongieuse et
souple, préparée avec le linge demi-usé, tantôt
à l'état de filaments : c'est la *charpie brute ;*
d'autres fois, à l'état de duvet pulvérulent : c'est
la *charpie râpée.*

La *charpie brute* se prépare avec des morceaux carrés de toile de chanvre ou de lin, de
trois à quatre travers de doigt, pour avoir de la
charpie de moyenne longueur ; — de même largeur, et d'une longueur double et plus, si l'on
veut obtenir de la *charpie longue*; — de deux
travers de doigt, en tout sens, pour la *charpie
courte*.

Ces carrés doivent être déchirés plutôt que
coupés. On fixe la pièce de linge à convertir en
charpie avec la main gauche, puis on l'effile
brin à brin avec le pouce et l'index de la main
droite.

Lorsqu'elle est belle et fraîche, la charpie
brute est souple, douce au toucher, élastique ;
chaque brin présente des ondulations très-va-
riables, dues à la pression que les fils de la toile
tissée exercent les uns sur les autres ; elle est
hérissée dans tous les sens d'un duvet cotonneux.
La bonne charpie est exempte de nœuds. La
charpie doit être récente, car, en vieillissant, elle
s'affaisse, devient plus compacte, jaunit et prend
une mauvaise odeur.

La *charpie râpée* se présente sous la forme
d'un duvet floconneux. On la prépare en grattant
avec un couteau un linge convenablement tendu.

La charpie doit être conservée dans un endroit sec, parfaitement aéré ; *elle ne doit pas être entassée. Il faut surtout avoir soin de ne pas la déposer dans des endroits d'où* émaneraient de mauvaises odeurs, des miasmes putrides, qui seraient absorbés par elles, et lui feraient contracter des propriétés nuisibles.

On emploie la charpie sous la forme de *plumasseaux*, de *gâteaux*, de *boulettes*, de *bourdonnets*, de *mèches* et de *tentes*.

Plumasseaux. — On donne ce nom à un assemblage de plusieurs couches superposées de charpie de moyenne longueur, dont les filaments sont à peu près parallèles ou légèrement entrecroisés.

L'épaisseur des plumasseaux varie, mais elle est toujours peu considérable; sa grandeur est en rapport avec l'étendue de la plaie, qu'il doit toujours dépasser sur toute sa circonférence.

Pour faire un plumasseau, on prend de la charpie brute de la main droite, et avec le pouce et l'indicateur de la main gauche on saisit tous les brins qui dépassent, et ainsi de suite, jusqu'à ce que l'on ait fait un plumasseau d'une grandeur et d'une épaisseur convenables ; la partie moyenne doit être plus épaisse que les bords. On obtient ainsi une masse molle, souple, aérée, pouvant absorber les liquides. Les fils qui dépassent les bords des plumasseaux doivent être ébarbés avec des ciseaux, ou même, repliés sur la face du plumasseau, qui ne doit pas être en contact avec la plaie. Il faut encore faire attention à ce qu'il n'y ait pas de nœuds, surtout sur les bords et sur la face interne.

Les plumasseaux *sont appliqués* sur une plaie tantôt à sec, tantôt recouverts de corps gras, ou imbibés de liquides médicamenteux.

Le gâteau de charpie est un grand plumasseau. — Pour le préparer, on prend de la main droite une poignée de charpie brute, on approche la charpie d'une table ou d'une planchette à pansement, et, avec la face palmaire des doigts de la main gauche, on arrête les brins qui dépassent la poignée de charpie; on retire la main droite et on laisse sur la planchette les brins de charpie dont l'accumulation successive constitue le gâteau.

Les boulettes sont de petites masses de charpie qu'on roule dans la paume de la main, pour leur donner la forme soit d'une noisette, soit d'une petite noix. On les serre mollement si elles doivent servir à absorber les liquides; on les serre fortement si on les destine à établir un certain degré de compression.

Les rouleaux sont faits avec de la charpie qu'on roule dans la paume de la main, de manière à obtenir une masse allongée.

Les bourdonnets ne sont autre chose que des boulettes ou des rouleaux plus serrés. On les serre le plus ordinairement à leur partie moyenne, à l'aide d'un fil dont on laisse pendre les bouts, afin de les retirer avec plus de facilité des cavités où on les a engagés.

Lorsque plusieurs bourdonnets sont fixés de distance en distance sur un même fil, on fait ce qu'on appelle une *queue de cerf-volant*.

La mèche est un amas ou mieux un petit faisceau de longs brins de charpie que l'on arrête, à leur milieu, avec un fil circulaire.

La pelote est un amas de charpie que l'on amoncelle dans un linge dont on noue les bords de manière à en former une espèce de sac. La pelote se prépare quelquefois à l'avance, mais souvent aussi on place préalablement le linge, on introduit la charpie peu à peu, et, quand il y en a une quantité suffisante, on noue les bords du linge. Lorsqu'on veut retirer la pelote, on procède d'une manière inverse, c'est-à-dire qu'on retire petit à petit la charpie, puis le linge.

Du coton.

Le coton est employé sous forme de *coton cardé*, d'*ouate* ou de *coton filé*. Il peut remplacer avec avantage la charpie comme moyen de remplissage; il peut encore la remplacer sous forme de mèche.

De l'étoupe.

On a encore proposé d'employer l'étoupe blanchie au chlore, au lieu de charpie. Mais, jusqu'ici, cette substance est peu usitée.

Pièces de linge.

Les linges de toile sont préférables aux autres. Ils doivent être assez fins et demi-usés. Trop grosse ou trop neuve, la toile serait dure, s'appliquerait mal sur les régions que l'on veut couvrir; enfin, elle irriterait les plaies. Les linges blancs de lessive sont les meilleurs : nettoyés par l'action des sels que l'on a employés pour les laver, ils absorbent plus facilement les liquides.

Les linges de coton peuvent être également mis en usage, surtout quand ils doivent servir de bandes ou d'enveloppes aux pièces de pansement, en un mot, quand ils ne sont pas appliqués immédiatement sur les plaies.

Les linges qu'on emploie dans les pansements, sont des *compresses*, des *linges pleins* et *fenêtrés*, des *bandelettes découpées*, *effilées* et *à séton*.

I. COMPRESSES.

Les *compresses* sont des pièces de linge destinées à recouvrir les plaies et surtout à maintenir les premières pièces d'appareil, les plumasseaux par exemple. Dans ce cas, elles doivent être mises en place sans être traînées, sous peine de voir déranger tout le pansement. On les applique encore à nu pour empêcher le frottement entre deux surfaces qui pourraient s'écorcher. Elles doivent être sans aucune couture et coupées à droit fil dans du linge demi usé et blanc de lessive.

Il y a plusieurs *espèces* de compresses que nous allons décrire.

A. *Compresses proprement dites*. — Elles doivent être unies, sans plis et sans ourlets ; elles peuvent être simples ou pliées en plusieurs doubles. En général, les compresses sont repliées ; on leur donne diverses *formes* : elles sont *longues, carrées* ou *triangulaires*. Lorsque la longueur de la compresse pliée est trois ou quatre fois plus grande que sa largeur, on la désigne sous le nom de *compresse longuette*.

Les compresses sont *employées sèches* ou *mouillées*. Nous n'avons rien de particulier à dire de l'application des *compresses sèches*. Quant aux *compresses mouillées*, il faut avoir soin de les exprimer un peu, c'est-à-dire de les serrer légèrement entre les mains pour empêcher le liquide de traverser les autres pièces de pansement et pour protéger le lit ou les vêtements du malade.

B. *Compresses graduées*. — On désigne sous le nom de *compresse graduée* une compresse repliée plusieurs fois sur elle-même, de manière à obtenir une pyramide tronquée.

La compresse graduée *se fait* de la manière

suivante : On prend une compresse longuette assez fine; on fait un premier pli, qui doit former la base de la pyramide, puis un troisième plus petit encore, jusqu'à ce que la largeur de la compresse soit épuisée. Le dernier pli est le plus étroit et constitue le sommet de la pyramide. La largeur de la base et la hauteur de la pyramide varient selon les cas.

Pour maintenir en place les plis qui composent la *compresse graduée*, il est nécessaire de *passer un fil* d'espace en espace, de la base au sommet, sur toute la longueur de la compresse.

Un autre moyen de faire une compresse graduée consiste à superposer, c'est-à-dire à placer l'une au-dessus de l'autre, de petites compresses étroites; elles doivent être d'autant plus étroites que l'on approche davantage du sommet de la pyramide. Comme les compresses graduées, dont nous avons parlé en commençant, elles doivent être fixées par un fil.

c. *Compresses fendues.* — Il y en a de trois espèces :

1° La *croix de Malte,* compresse carrée, simple, divisée à ses quatre angles de manière à laisser au centre un espace entier de 2 ou 3 centimètres.

2° La *demi-croix de Malte* est celle dont on n'a fendu que deux angles du même côté.

3° La *compresse fendue* proprement dite est une compresse longuette divisée parallèlement à ses bords jusqu'au tiers ou à la moitié de sa longueur. Elle peut être fendue à deux ou trois chefs. — Si la compresse est très-longue, très-étroite, fendue à ses deux extrémités, de manière à ne laisser au milieu que quelques centimètres sans être coupés, on lui donne le nom de *fronde*. Cette compresse est souvent percée d'un trou à son milieu.

D. *Compresse fenêtrée.* — C'est une compresse percée d'une grande quantité de petits trous. Ces trous sont faits soit à l'emporte-pièce, soit avec des ciseaux, soit en tirant dans les deux sens de la compresse un certain nombre de fils parallèles. Cette variété de la compresse fenêtrée a reçu le nom de *linge troué.* Le nom de *compresse fenêtrée* s'applique plus particulièrement à une compresse percée d'un trou ou de quelques trous. — L'une et l'autre de ces deux variétés de *compresses fenêtrées* s'emploient généralement enduites de *cérat*, d'une *pommade* ou d'un *onguent.*

E. *Bandelettes découpées.* — On se sert encore de bandelettes étroites dont on a coupé les bords par de petites incisions perpendiculaires ou obliques à la longueur de la bandelette.

F. *Bandelette à séton.* — La *bandelette effilée pour séton* est une longue bande, large d'un demi à un travers de doigt, effilée sur ses bords et faite d'un linge usé et fin.

Dimensions des compresses. — Les dimensions des compresses varient suivant l'étendue des parties à recouvrir et le but que l'on veut atteindre. Voici quelques indications approximatives à ce sujet :

Les *grandes compresses* ont 0 m. 75 de long sur 0 m. 40 de large ;

Les *compresses moyennes* ont 0 m. 55 de long sur 0 m. 30 de large.

Les *petites compresses* ont 0 m. 45 de long sur 0 m. 20 de large.

II. Bandes.

Les *bandes* sont des pièces de linge beaucoup plus longues que larges, destinées à maintenir les autres pièces d'appareil et à exercer sur elles une certaine pression.

Chaque bande a deux *extrémités*, que l'on nomme *chefs.* L'un des chefs, dit *chef initial,* est celui par lequel on commence l'application; l'autre chef est dit *chef terminal.*

Les *bandes doivent être faites* avec de la toile rendue souple par l'usage. Les bandes de linge neuf ont l'inconvénient d'être dures, de glisser, de s'appliquer difficilement. Elles ne peuvent former un bandage d'une solidité convenable. Il faut éviter la présence d'ourlets qui nuisent à l'application du bandage et qui peuvent blesser les malades. Les bandes *doivent être coupées en droit fil et surfilées.* Si l'on a besoin d'*ajouter une bande à une autre,* il faut avoir soin de faire la couture de telle façon qu'il n'y ait pas d'ourlet.

La *largeur* des bandes est variable : pour les *lèvres,* pour les *doigts,* les bandes n'ont qu'un travers de doigt ; — pour le *tronc* elles peuvent avoir quatre travers de doigt de largeur; les bandes ordinaires ont 4 à 5 centimètres de largeur.

La *longueur* des bandes est aussi très-variable. Cependant on ne doit jamais employer de bandes plus longues que 15 mètres.

Manière de rouler une bande. — Si les bandes n'étaient pas roulées, leur application serait longue et difficile.

Pour rouler une bande, on replie sur lui-même 4 ou 5 fois l'un des chefs, de manière à en faire un petit cylindre. Ensuite, on saisit entre le pouce et l'index de la main droite l'axe de ce petit cylindre. Cela fait, on place entre la base du pouce et l'indicateur de la main gauche, placée de champ, la portion non roulée de la bande qu'on laisse pendre. L'annulaire et le petit doigt de la même main maintiennent solidement la bande dans la paume de la main gauche. — Alors, les deux doigts de la main droite font courir la bande de gauche à droite, sur son axe, autour duquel la bande s'enroule successivement. — Les doigts libres de la main droite maintiennent fixée dans la paume de la main la partie déjà roulée, et l'on continue jusqu'à ce que la bande soit épuisée.

Le *chef initial est fixé* par un point de couture, un fil ou une épingle, *pour empêcher le déroulement.* — On doit détacher le fil ou l'épingle *au moment de remettre la bande au médecin ou au chirurgien.*

Les *bandes roulées* sont dites à *un globe* ou à *deux globes.* Nous venons de dire comment on roulait une bande à *un globe.* — Si la bande doit être roulée à *deux globes*, on en fait d'abord un premier, qu'on arrête avec une épingle ou un fil, avant d'épuiser la bande ; puis, avec la partie non roulée de la bande, on fait un nouveau globe par le même procédé. En général, dans les bandes à deux globes, il y a toujours un globe plus petit que l'autre.

Les bandes sont *employées sèches ou mouillées* soit avec de l'*eau*, soit avec des *substances médicamenteuses* résolutives, narcotiques, etc. Les bandes mouillées s'appliquent mieux que les bandes sèches, mais elles ont l'inconvénient de se resserrer après leur application.

Souvent *on recouvre* les bandes de *dextrine*, d'*amidon*, de *plâtre*, de *silicate de soude*, etc., afin de coller ensemble les différents tours de bande et de faire un bandage d'une seule pièce.

Les *bandes de toile*, de *coton*, de *percale*, sont peu résistantes.

Les *bandes de laine* sont trop épaisses, trop extensibles, échauffent inégalement la peau. En échange de ces *inconvénients*, elles ont l'*avantage* de s'appliquer mieux sur les parties.

Les *bandes de caoutchouc* sont d'un prix très-élevé, se distendent par la chaleur, se resserrent par le froid et exercent sur les tissus une pression très-inégale.

Les *bandes de rubans de fil* ou de *coton* sont mauvaises. Elles glissent facilement et ont surtout l'inconvénient de blesser par leurs bords qui sont tranchants.

Des liens, des lacs et des nœuds.

1° *Liens.* — On donne le nom de *liens* aux pièces d'appareil destinées à fixer, à maintenir les différentes pièces des pansements, ou à immobiliser certaines parties du corps.

Les liens ont une résistance, un volume et une longueur variables : tantôt c'est un drap plié en cravate ou tordu, une alèze, une serviette, un mouchoir, tantôt une bande, un ruban, un cordon ou un fil.

2° *Lacs.* — On appelle *lacs* des liens transformés en anneau. L'une des extrémités du lac forme une boutonnière dans laquelle on fait passer l'autre extrémité du fil. — Les lacs ont aussi reçu le nom de *nœuds coulants.*

On a encore appelé *lacs* tout lien destiné à embrasser un organe pour exercer sur lui une traction plus ou moins forte.

Quelquefois on se sert, comme liens, de *tubes en caoutchouc.*

3° *Nœuds.* — *Les liens et les lacs* sont fixés au moyen de *nœuds.* Les plus fréquemment en usage sont: 1° *le nœud simple* ; 2° *le nœud double* ; 3° *la rosette simple* ; 4° *le nœud simple et la simple rosette superposés* ; 5° *le nœud simple*

*et la double rosette ; 6° le nœud du chirurgien ;
7° le nœud d'emballeur ; 8° le nœud de tisserand.*
Celui-ci se compose d'une simple rosette faite sur
l'un des chefs du lien et dans l'anse duquel on
passe l'autre chef. — *9° le nœud coulant simple
ou double ; 10° le nœud d'allonge.*

Objets accessoires de pansement.

Les objets accessoires de pansement sont : *Les
alèzes* ou draps pliés en plusieurs doubles pour
garantir le lit ou les vêtements du malade du contact du pus, du sang, de l'urine ou d'autres matières ;

2° *Les toiles cirées* ou le *taffetas gommé* ;

3° *Les bassins* ou vases de différentes dimensions, vides ou contenant de l'eau chaude et de
l'eau froide ;

4° *Les éponges* destinées à nettoyer les plaies ;

5° *Le panier* destiné à recevoir les pièces d'appareil qui en raison de leurs souillures ne doivent
plus être réappliquées ;

6° *Les cerceaux* en fer ou en bois pour soustraire les parties malades au poids des couvertures.

On a enfin besoin, dans les salles de malades de
divers vases ou récipients : *crachoirs, urinoirs,*

bassins pour les garde-robes, chaises percées, palelles pour les saignées, etc.

Des médicaments topiques.

Les topiques sont des médicaments que l'on applique à la surface de la peau, ou seulement à l'entrée des cavités naturelles, mais qui ne traversent jamais l'appareil digestif.

Au point de vue de leur consistance, on les divise en trois variétés : *topiques solides, liquides ou gazeux.*

Les topiques mous tiennent le milieu entre les solides et les liquides. Ils sont, en général, composés d'une partie liquide et d'une partie solide.

L'emploi des topiques détermine quelquefois des *lésions* (1) qui rendent nécessaires des soins consécutifs : telles sont les *eschares* que produisent les *cautères* ; les *phlyctènes* ou *cloches* que produisent les *vésicatoires*, etc.

Les topiques *s'appliquent* ordinairement sur la peau recouverte de son *épiderme*. D'autres fois,

----

(1) On donne le nom de *lésion* à un changement des tissus ou des organes occasionné par une maladie, par des coups, par des substances médicamenteuses. etc.

l'épiderme est soulevé par un vésicatoire et l'on met en contact avec le *derme* dénudé les substances médicamenteuses destinées à être absorbées. Ce mode d'administration des médicaments est désigné sous le nom d'*endermie* ou *méthode endermique*. Nous y reviendrons plus loin, quand nous décrirons le pansement des *vésicatoires*.

Topiques solides.

Les principaux topiques solides sont les *caustiques et la glace*. Celle-ci nous paraît devoir être placée dans les topiques liquides, car elle se fond vite et agit autant par l'eau glacée que par elle-même.

Des cautères.

Définition. — On donne le nom de *cautère* à une plaie superficielle, de petite dimension, intéressant la peau et le *tissu cellulaire sous-cutané*, et dont on entretient la suppuration pendant un temps plus ou moins long, suivant l'effet que l'on veut produire.

Le lieu d'application des cautères est très-variable (bras, cuisse, nuque, etc.) C'est toujours le médecin qui doit faire cette petite opération.

Variétés. — Lorsqu'on laisse cicatriser la plaie

du cautère, immédiatement après sa formation, on donne au cautère le nom de *cautère volant.* — Si, au contraire, la plaie est entretenue en suppuration, le cautère s'appelle *cautère perma-nent.*

Pansement des cautères. — *Le pansement du cautère volant* est très-simple; il consiste à recouvrir la plaie soit d'un pansement à plat, soit d'un morceau de diachylon. On renouvelle le pansement tous les jours.

Les cautères permanents sont entretenus en suppuration à l'aide de *pois ordinaires,* de *haricots,* de *petites boules,* dites *pois à cautère* préparées avec des rhizomes (1) d'iris de Florence. Les dimensions des pois sont variables. Un trou percé à leur centre sert à passer un fil que l'on fixe sur la peau, autour du cautère, avec un petit morceau de diachylon. Ce fil permet d'enlever facilement le pois et l'empêche de descendre: en effet, s'il descendait au fond de la plaie, il la creuserait davantage et ferait *descendre le cautère,* comme on dit vulgairement. Ce fil est presque indispensable pour retirer le pois à cautère, lors-

---

(1) On désigne ainsi les racines des plantes connues sous le nom d'iris, racines qui ont une disposition spéciale.

que les bords de l'ulcère se gonflent, de manière à
en rendre l'orifice plus étroit que le fond.

Quand le pois à cautère est placé et les fils
fixés, on applique sur la plaie un morceau de
diachylon ou une feuille de lierre enduite d'un
corps gras, le cérat par exemple ; puis, on met
par-dessus une compresse ; enfin, on maintient
le tout avec un bandage circulaire.

Si la plaie est trop étendue pour qu'un seul
pois soit suffisant, on placera plusieurs pois à
côté les uns des autres.

Quelquefois, le cautère se cicatrise ou se ferme
trop vite ; d'autres fois, il s'enflamme : lorsque
ces accidents se produisent, l'infirmière doit en
prévenir aussitôt le médecin qui indiquera les
modifications qu'il convient d'apporter au pansement.

Lorsqu'on veut *supprimer le cautère*, on ne
met plus de pois dans la plaie et on se borne à la
panser avec un linge fin ou un morceau de
papier brouillard enduit de cérat.

Topiques liquides.

Nous étudierons successivement les *pansements par imbibition* qui se font avec de l'*eau*,
de l'*alcool*, de l'*eau-de-vie camphrée*, etc.; les

pansements par irrigation ; la *glace pilée* ; les *fomentations*, les *liniments*, les *embrocations* ; puis, dans une seconde catégorie les topiques liquides employés à l'intérieur, *mais qui ne traversent pas le tube digestif* ; ce sont les *collutoires*, les *dentifrices*, les *gargarismes*, les *collyres*, les *injections*, les *lavements*, etc.

Imbibition.

Il arrive parfois que le chirurgien ordonne un *pansement par imbibition.*

Dans sa plus grande simplicité ce pansement consiste en compresses mouillées que l'on applique sur la partie malade et que l'on arrose souvent de façon à ce qu'elles restent toujours humides. Mais il est préférable de recouvrir la partie malade, plaie ou ulcère, d'un linge fenêtré sur lequel on place une épaisse couche de charpie mouillée.

En soulevant le linge fenêtré, on pourra enlever le pansement d'une seule pièce. Sans lui, les fils de charpie se colleraient à la plaie ; il serait difficile et douloureux de les retirer. Le linge fenêtré, souvent oublié, est indispensable.

Ce pansement devra être mouillé plusieurs fois dans la journée et la nuit. On le mouillera encore avant de l'enlever afin qu'il se détache plus facilement.

Si le médicament liquide ou topique liquide duquel on se sert pour mouiller les pièces du pansement est l'eau, on a alors le *pansement à l'eau.*

Le même pansement peut se faire avec de l'alcool pur ou étendu d'eau, suivant les indications du chirurgien. On a alors le *pansement à l'alcool.*

On se sert encore pour ces pansements par imbibition, d'alcool camphré, d'eau blanche, d'eau phéniquée, etc., étendus d'eau dans la proportion de une partie de liquide actif pour six d'eau environ.

Les linges et la charpie qui entrent dans ces pansements seront maintenus en place par une pièce de linge plus grande et quelques tours de bande. On pourra encore recouvrir le pansement d'un morceau de taffetas ciré, afin qu'il garde plus longtemps son humidité.

Irrigation.

Employé surtout pour les plaies des extrémités (pieds et mains), le *pansement par irri-*

gation consiste à faire couler, sur la partie malade, un filet d'eau, froide ou tiède, et cela sans interruption.

L'*appareil* à irrigation se *compose* : 1° d'un vase ou réservoir (seau en bois ou en zinc, fontaine à robinet, etc., etc.); 2° d'un tube conducteur (en verre ou en caoutchouc), qui conduira le liquide sur la partie malade; 3° d'un vase quelconque (seau ou terrine), pour recevoir l'eau.

L'infirmière devra d'abord réunir ces différents objets, puis elle les disposera de la façon suivante :

La partie blessée étant placée dans une gouttière recouverte d'une toile cirée pour protéger le lit du malade et les parties saines, on placera le premier vase ou réservoir, rempli d'eau, en un point élevé au-dessus du malade, soit sur la planchette du lit, soit sur un meuble à côté, ou attaché aux traverses du lit.

On plonge une des extrémités du tube conducteur dans ce vase et on dispose l'autre extrémité de telle sorte qu'elle vienne aboutir un peu au-dessus de la partie malade.

Enfin, on met le second vase sur le parquet à côté du lit, et on dispose les plis de la toile cirée de façon à ce qu'ils conduisent l'eau dans ce vase.

Ceci fait, il suffit, pour mettre l'appareil en marche, d'aspirer l'eau avec la bouche par l'extrémité libre du tube. — On retire la bouche quand l'eau y arrive.— A partir de ce moment, elle s'écoulera d'elle-même; l'appareil fonctionne. Il ne reste plus qu'à en régler la marche ou débit.

Le filet d'eau qui tombe sur la plaie doit être très-fin. Pour l'amincir s'il est trop gros, on pourra rétrécir l'extrémité du tube en caoutchouc, en la serrant avec une ficelle dont les bouts conduiront l'eau sur la plaie; ou si l'on se sert d'un tube de verre en y introduisant quelques fils de charpie ou un petit morceau d'éponge.

La partie blessée doit être recouverte d'une compresse pour mieux étendre l'eau.

L'eau employée pour l'irrigation sera *tiède* ou *froide*, suivant l'indication du chirurgien. Elle devra couler constamment, en quantité égale ; de là, la nécessité urgente de veiller à remplir le réservoir à mesure qu'il se vide. — Pendant la nuit, ce sera l'affaire de la veilleuse qui aura été prévenue.

Ce mode de pansement *exige beaucoup de soins* et d'attention de la part de la personne chargée de le faire et de l'entretenir. Le plus souvent l'interne du service dispose lui-même l'appareil, mais l'infirmière doit le connaître afin de pouvoir veiller à son bon fonctionnement et le construire au besoin.

Glace.

D'un usage fréquent en médecine et en chirurgie, la glace doit toujours être réduite en morceaux de moyenne grosseur (du volume d'une noix, par exemple). A défaut de marteau, on peut se servir, pour briser les blocs, d'une épingle sur la tête de laquelle on frappe un petit coup sec avec une paire de ciseaux ou tout autre objet qui se trouvera sous la main.

La glace pilée s'*emploie* à l'*intérieur* et à l'*extérieur* :

A l'intérieur : par petits morceaux que le malade ne doit pas avaler mais laisser fondre dans sa bouche, à moins d'avis spécial du médecin. L'infirmière devra détacher ces petits fragments un à un, suivant les besoins du malade ; et le bloc, enveloppé dans un morceau de laine, afin qu'il ne fonde pas trop vite, sera maintenu dans un endroit frais.

A l'extérieur : On emplit de petits fragments de glace un sac imperméable (vessie de porc, sac en caoutchouc ou en baudruche), de telle sorte que les parties environnantes soient préservées de l'humidité. Puis, on applique ce sac sur la partie malade et on l'y maintient par un bandage approprié.

Au pubis, à la tête, il est urgent de raser ou tout au moins de couper très-ras les cheveux ou poils avant d'appliquer la glace.

Pour la tête, on se servira d'un bonnet spécial ou à son défaut d'une vessie sur laquelle on serrera convenablement un bonnet ordinaire, ou mieux un bonnet en toile cirée.

L'application de la glace, moyen très-énergique, doit être surveillée avec un soin extrême; le froid longtemps prolongé sur une partie peut en déterminer la gangrène. Si le malade venait à se plaindre ou même sans cela, l'infirmière devra toujours soulever de temps en temps le cataplasme de glace, et, au cas où elle verrait la partie malade devenir blanche et insensible, faire prévenir l'interne de garde qui jugera s'il est opportun de suspendre l'application.

La chaleur du corps fait vite fondre la glace ainsi employée; c'est pourquoi l'infirmière doit renouveler le contenu du sac, *aussitôt que les morceaux sont fondus.* Elle doit aussi faire ce changement très-vite; il est même préférable d'avoir une seconde vessie toute pleine que l'on met à la place de celle dont la glace est fondue.

La glace s'emploie encore à l'extérieur pour produire l'insensibilité, autour d'un panaris ou sur un abcès que l'on va ouvrir. Dans ce cas, on réduit la glace en fragments très-petits que l'on mélange avec une quantité égale de gros sel. On fait avec ce mélange un petit cataplasme que l'on applique sur la partie malade quelques minutes seulement avant l'opération, sous les yeux du chirurgien.

Outre les régions que nous avons indiquées plus haut, on met encore des vessies remplies de glace sur la *région de l'ovaire* et sur la *colonne vertébrale.*

Fomentations.

On donne le nom de *fomentations* à des applications *sèches* ou *humides*, à la surface de parties malades.

Les *fomentations humides* se font pour amollir et détendre une partie malade. — Les *fomentations sèches* ont pour but de ranimer la circulation, de réchauffer des parties refroidies.

Pour les *fomentations humides*, on prend une pièce de linge de grandeur convenable ; on la trempe dans le liquide médicamenteux prescrit ; puis on exprime l'étoffe entre les mains, et on l'applique bien exactement sur la région à fomenter.

Les fomentations humides sont très-employées contre l'érysipèle de la face ; — dans ce cas particulier, l'infirmière devra ménager à la pièce de linge un trou transversal au-devant de la bouche du malade pour faciliter la respiration.

La pièce de linge doit être souvent retrempée dans le liquide, car elle se refroidit et sèche rapidement. — Pour obvier à cet inconvénient, on pourra appliquer par-dessus la fomentation un morceau de taffetas gommé. — Ceci est bon surtout quand des fomentations sont faites sur le ventre à la place de cataplasmes qui seraient trop lourds. — Le liquide des fomentations est *chaud*, *tiède* ou *froid*, suivant la prescription.

Pour faire les *fomentations sèches* destinées à réchauffer les parties, on se sert de serviettes ou de flanelle fortement chauffées, avec lesquelles on entoure les parties refroidies ; d'un fer à repasser chaud, d'une brique chaude, enveloppés dans un linge ; de boules d'étain ou de grès remplies d'eau chaude.

Eviter de brûler le malade par une fomentation trop chaude ; bien boucher les boules ou les bouteilles afin que le bouchon ne puisse être arraché dans les mouvements du malade ; voilà deux points principaux sur lesquels devra se porter l'attention d'une infirmière soigneuse.

Liniments.

Onctions. — Embrocations. — Frictions.

Les *liniments* sont des liquides onctueux, composés d'un liquide gras, l'huile en général, et d'une substance active, variable, camphre, laudanum, chloroforme, etc. Ils *s'appliquent* en onctions, en embrocations, et en frictions sur les parties malades.

Les *onctions* consistent à étaler simplement, avec douceur et précaution, le liniment sur la partie malade, soit avec la main, soit avec un morceau de flanelle.

Les *embrocations* ne sont autre chose que des onctions pratiquées sur une plus grande surface.

Pour les *frictions*, on verse dans le creux de

la main une certaine quantité du liniment, et l'on exerce des frottements répétés, pendant dix minutes environ, en passant la main avec douceur. — On peut encore se servir pour faire une friction d'un morceau de flanelle imbibé du liquide médicamenteux.

Il est bon avant de commencer l'onction ou la friction de laver la région avec une éponge imbibée d'eau tiède. Après la friction ou l'onction la *partie ne doit jamais être lavée ou même essuyée;* il convient, au contraire, d'y *laisser séjourner* la substance médicamenteuse en recouvrant la partie de la pièce de linge qui a servi à faire la friction.

Topiques liquides appliqués à l'intérieur mais ne traversant pas le tube digestif.

Collutoires.

On donne le nom de *collutoires* à des médicaments destinés aux *maladies de la bouche* et du *pharynx (gorge)*.

Le plus souvent, on les emploie à l'état liquide ou semi-liquide. Ils sont portés sur les parties malades à l'aide : 1° de *pinceaux de charpie;*

2° d'un petit tampon de ouate enroulé autour de l'extrémité. d'un bâtonnet ; 3° ou enfin, d'un morceau d'éponge fixé au bout d'un petit bâtonnet. On trempe le tampon, l'éponge ou le pinceau dans le collutoire, puis on le promène doucement sur les parties malades.

Il convient de *nettoyer* d'abord la bouche en engageant le malade à se gargariser avec un peu d'eau tiède.

La même opération doit être répétée quatre ou cinq fois dans le courant de la journée ou même davantage selon les recommandations du médecin.

Hygiène de la bouche. — Dentifrices.

L'infirmière doit veiller à la propreté de la bouche des grands malades, c'est-à-dire de tous ceux qui, par suite de maladies aiguës graves, d'affections chroniques ou par suite d'aliénation mentale, ont perdu le souci ou la possibilité de procéder à cette partie si importante de la toilette.

Dans les maladies aiguës (*fièvre typhoïde, pneumonie, délire,* etc.), la bouche se sèche ;

la langue, les dents, les lèvres se couvrent de croûtes noirâtres ou jaunâtres qu'il importe de détacher à mesure qu'elles se produisent. Il faut donc humecter et nettoyer plusieurs fois par jour la bouche de ces malades ; pour cela, on se sert d'une compresse mouillée, ou plutôt d'un morceau d'écorce de citron taillé en long, avec lequel on frotte les dents, en l'introduisant jusqu'aux dernières molaires, de façon à détacher complètement ces croûtes ou *fuliginosités* dont nous avons parlé.

On procédera de même à l'égard des malades paralytiques, déments, mélancoliques, gâteux, etc., à l'égard des enfants, de telle sorte qu'il ne reste jamais aucune parcelle d'aliments dans aucun coin de la bouche.

Nous ne saurions terminer ce chapitre sans engager vivement les infirmières, dans leur intérêt personnel, à ne jamais négliger les soins que chacun de nous doit à sa bouche. Sans dents, point de beauté, point de bonnes digestions ; mais en revanche, l'haleine désagréable, et les terribles maux de dents.

Lorsque les dents sont négligées, elles se couvrent d'un dépôt jaunâtre, dur (*tartre*), qui déforme la dent, devenue noirâtre, irrite les gencives et les décolle, enfin favorise la carie.

Pour conserver ses dents, il faut les nettoyer au moins une fois chaque jour ; se rincer la bouche après chaque repas, pour éviter le séjour de parcelles d'aliments qui, en se décomposant, amènent la mauvaise odeur et la carie ; ne jamais boire trop chaud ni trop froid ; enfin, *ne jamais essayer de briser* ou seulement de mordre des objets durs, comme les noyaux des fruits.

Les *dentifrices* sont des préparations destinées à entretenir la propreté des dents. Les meilleurs sont le charbon et la craie ordinaire, très-finement pulvérisés. Leur prix modique, on se les procure aisément pour rien, rend inexcusables ceux ou celles qui négligent de s'en servir.

Pour les employer, on mouille le coin d'une serviette ou mieux une *brosse à dents* pas trop dure, que l'on trempe ensuite dans la poudre dentifrice, et on frotte les dents avec soin sur toutes les faces, en dehors et en dedans.

Cette petite opération est bien vite faite et quand on pense aux terribles inconvénients qu'elle prévient, on comprend mal qu'elle soit si souvent omise.

Gargarismes.

Les *gargarismes* sont des liquides *simples* ou *médicamenteux* employés contre les *maladies de la bouche* et du *pharynx*, quelquefois encore pour laver ces mêmes parties.

Se gargariser, c'est promener ces liquides dans la bouche et la gorge.

Pour se gargariser, on verse dans la bouche une petite quantité de liquide et l'on renverse la tête en arrière, en ayant soin de ne rien avaler et de maintenir la bouche ouverte ; puis on chasse lentement l'air renfermé dans la poitrine ; cet air expiré traverse le liquide, l'agite en le traver-, sant et détermine un bruit particulier de glou-glou. Ceci fait, on baisse la tête en maintenant toujours la bouche grande ouverte et le liquide s'écoule de lui-même dans le crachoir ou la cu-vette. Ainsi toutes les parties de la gorge ont été baignées par le liquide médicamenteux.

Si l'on veut seulement se gargariser la bou-che, il est inutile de renverser la tête en arrière ; on ferme seulement les lèvres et on promène le liquide dans tous les coins de la bouche à l'aide de la langue et des joues.

Il convient dans tous les cas de garder le liquide un certain temps dans la bouche; on a ainsi un *bain local* et *l'action du gargarisme est d'autant meilleure qu'elle est plus prolongée.*

L'infirmière engagera le malade à se gargariser au moins dix fois par jour, et elle lui enseignera la manière de le faire, car il est fréquent de rencontrer des malades qui ne savent pas se gargariser (1).

Collyres.

Les *collyres* sont les substances médicamenteuses spécialement employées pour le traitement des *maladies des yeux*; ils sont *pulvérulents, liquides* ou *gazeux.*

Ces topiques sont d'un usage fréquent, d'une grande utilité, mais leur emploi exige beaucoup d'attention et de grandes précautions.

Collyres pulvérulents. — Ce sont des poudres très-fines que l'on introduit par insufflation entre les paupières écartées.

(1) On ne saurait trop recommander aux mères d'apprendre à se gargariser à leurs enfants : cela est d'autant plus facile qu'ils sont disposés à *imiter* ce qu'on fait devant eux.

Ecarter les paupières est une opération toujours délicate, souvent difficile. Si le malade ne résiste pas trop, on peut écarter les paupières avec les doigts de la main gauche pendant que la main droite y introduit le liquide ou la poudre. Le malade doit être couché et l'infirmière placée du côté de l'œil à soigner ; elle applique le pouce et le médius de la main gauche, le premier sur la paupière inférieure, tout près du bord libre, le second sur la paupière supérieure ; enfin, l'infirmière appuie légèrement et écarte ces deux doigts qui entraînent les paupières dans leur mouvement. L'écartement est ainsi produit.

Mais si l'on a affaire à un enfant indocile, ou si les paupières sont gonflées, on devra employer les deux mains pour bien les écarter, en appliquant la pulpe des doigts de chaque main près du bord libre de chaque paupière et l'on fera appel à un aide qui sera chargé d'introduire le médicament ou collyre. On reconnaît que les paupières sont suffisamment écartées quand on aperçoit bien leur face interne (muqueuse) rougeâtre, sur laquelle le médicament est alors directement appliqué.

Pour insuffler un collyre pulvérulent, on introduit une petite pincée de la poudre dans un tube quelconque (paille, plume, verre, ou papier fort plié en deux et formant gouttière) ; on écarte avec les doigts de la main gauche les paupières, puis on souffle légèrement, et par un coup sec, cette poudre sur l'œil malade. Ne pas souffler trop fort et ne pas approcher le tube trop près de l'œil qui pourrait être blessé dans un mouvement du malade.

Collyres liquides. — Ils sont destinés :

1º Tantôt à laver les bords des paupières ; on se sert pour cela d'une compresse très-fine, trempée dans le collyre, et que l'on passe très-légèrement et à plusieurs reprises sur les paupières ;

2º Tantôt à donner à l'œil des bains locaux dans un petit vase de forme particulière appelée œillère ; pour cela, on verse une petite quantité du liquide dans l'œillère, puis on baisse la tête de telle sorte que le rebord du petit vase s'adapte exactement à la circonférence de l'œil dont il reproduit la forme ; enfin, on renverse la tête en arrière en maintenant l'œillère au devant de l'œil, et l'on ouvre et ferme cet œil ainsi bouché à plusieurs reprises de façon à ce que le liquide entre bien en contact avec toutes ses parties ;

3º Tantôt les collyres sont destinés à faire

des fomentations sur des yeux malades: On place alors sur les yeux une ou deux compresses imbibées du collyre en ayant soin de les renouveler souvent.

4° Tantôt enfin, et c'est leur mode d'emploi le plus fréquent, les collyres sont destinés à être introduits entre les paupières pour agir directement sur l'œil malade. On donne à cette introduction le nom d'*instillation*.

Pour instiller un collyre, le malade étant couché ou assis, on lui renverse la tête en arrière, on écarte les paupières, et l'on fait tomber quelques gouttes du collyre sur la surface de l'œil. Il faut avoir bien soin de maintenir les paupières ouvertes pendant une demie minute environ et de mettre le liquide en contact avec toutes les parties de l'œil en imprimant à la tête quelques petits mouvements de gauche à droite.

On peut régler le débit du liquide en appliquant un doigt sur l'ouverture de la fiole qui contient le collyre, de façon à n'en laisser tomber que quelques gouttes sur l'œil ; mais il est préférable de se servir d'un petit appareil dit *compte-gouttes*. C'est un tube de verre terminé par un tube ou une ampoule de caoutchouc.

Pour puiser le collyre, on trempe l'extrémité effilée du tube de verre dans le liquide en pressant avec deux doigts le tube ou l'ampoule de caoutchouc ; on écarte subitement les doigts, le caoutchouc reprend alors sa forme et le liquide monte dans l'appareil. Pour instiller, il suffit de presser doucement le caoutchouc ; le liquide est alors versé goutte à goutte dans l'œil malade.

Toutes ces manœuvres sont d'une extrême simplicité, mais elles exigent la plus grande attention, tant est délicat l'organe sur lequel on agit. *L'infirmière ne devra jamais se servir d'un collyre avant de s'être assurée qu'elle a bien en main le collyre prescrit* ; une erreur de ce genre entraînerait quelquefois la perte de l'œil.

Collyres gazeux ou *en vapeur*. — Ces collyres, moins souvent employés que les précédents, consistent en vapeur de différente nature que l'on dirige sur l'œil malade (voir *Douches de vapeur*), ou en gaz renfermés dans des flacons bien bouchés à l'action desquels on expose les yeux.

Injections.

L'injection est une petite opération qui a pour but de mettre un liquide simple ou médicamen-

teux en contact avec les parois d'une cavité naturelle ou accidentelle. Les *injections se font* avec
des *seringues* ou autres appareils analogues.

La *nature* et la *quantité des liquides* employés
dans les injections varient suivant les indications
du médecin. Nous ne décrirons pas un manuel
opératoire connu de tout le monde et nous nous
contenterons de signaler quelques particularités
intéressantes.

Après avoir enlevé le pansement qui recouvre
une plaie, il est nécessaire de la laver pour chasser le pus et combattre la putridité. Le liquide
employé est généralement de l'*eau* additionnée
d'*alcool camphré*, d'*acide phénique*, etc., on se
sert pour ces lavages d'une seringue à canule
étroite. Il faut dévisser la canule pour emplir la
seringue. En faisant l'injection, on poussera le
piston avec énergie, de façon à ce que le jet
d'eau ait une certaine force capable d'entraîner
les détritus et les brins de charpie qui salissent
la plaie.

Les injections dans les plaies fistuleuses, ou
trajets fistuleux, se font avec une seringue plus
petite, et le piston doit être poussé avec la plus
grande douceur.

Quand on emploie des médicaments qui peuvent attaquer la seringue, le *nitrate d'argent*

par exemple, il faut se servir d'une seringue en verre.

Les *injections nasales* se font avec une petite seringue à canule renflée en olive et percée d'un seul trou à son sommet. L'infirmière fera asseoir son malade en face du jour, la tête renversée en arrière ; elle relèvera légèrement l'extrémité du nez avec la main gauche pendant que l'autre main fera manœuvrer la seringue dont l'olive doit être placée à l'entrée des fosses nasales.

Même seringue pour les *injections auriculaires* avec cette particularité que le malade doit avoir la tête penchée du côté opposé à l'oreille malade et que la main gauche doit tirer en haut et en arrière le pavillon de l'oreille saisi entre le pouce et l'index.

Pour les *injections dans le vagin*, on se sert d'une seringue à siphon terminé en olive et percé d'un grand nombre de petits trous comme un arrosoir ; quelquefois encore on se sert d'un simple irrigateur, dont le tube est muni d'une canule particulière.

La malade doit être couchée, le bassin plus élevé que la poitrine, de telle sorte que le fond du vagin soit dans une position déclive. On fait généralement une ou deux injections avec de l'eau simple pour laver les parois du conduit,

avant de faire l'injection médicamenteuse pres-
crite. Cette injection doit être conservée pendant
quelques minutes.

Lavements.

Les *lavements* sont des injections que l'on fait
dans le *gros intestin* par l'anus.

On les divise en *lavements entiers* (500 grammes); — *demi-lavements*; — *tiers de lavement*;
quarts de lavement (125 grammes).

Dans quelques cas, on donne des *lavements
forcés* de 8 à 10 litres au moyen d'appareils spéciaux; le médecin les administre alors lui-même.
Chez les enfants, on donne toujours de *petits* lavements.

La *composition* de l'injection varie comme la
quantité du liquide qu'on injecte.

Les lavements sont *simples* ou *médicamenteux*; on prescrit aussi des lavements *nutritifs*.

Les *lavements simples* sont préparés avec de
l'eau ordinaire ou avec une décoction de graine
de lin, de racine de guimauve, de son : c'est ce qui
constitue le lavement *émollient* ou *laxatif*, d'u-
sage vulgaire.

Les *lavements médicamenteux* se font avec un lavement ordinaire, additionné du remède à introduire. Ils sont *purgatifs, calmants, astringents*, etc., suivant le but que le médecin se propose. Ceux qu'on est appelé à administrer le plus souvent dans les hôpitaux sont les lavements avec le *miel de mercuriale*, avec le *miel commun*, avec le *sulfate de soude*, avec la *glycérine*, le *lavement laudanisé.* — On emploie surtout les *demi-lavements* ou les *quarts de lavements*, pour pratiquer des *injections médicamenteuses.* — Le médecin recommande généralement de faire précéder les lavements de cette espèce d'un lavement simple, dans le but de débarrasser le rectum des matières qu'il peut contenir.

La même remarque s'applique aux *lavements nutritifs* ou *alimentaires*, qui sont prescrits dans certains cas. L'intestin une fois vidé, on administre un quart de lavement avec du bouillon, du lait, ou de la purée de viande, suivant la prescription.

Les lavements se donnent le plus souvent *tièdes.* Leur température ne doit jamais dépasser 33° du thermomètre centigrade. On ordonne quelquefois des *lavements d'eau froide* ou *d'eau glacée.*

Mode d'administration. — Un grand nombre

d'instruments ont été employés pour pratiquer les injections intestinales. Celui qui est aujourd'hui d'un usage général est le *clyso-pompe* ou *irrigateur Eguisier*. Il *se compose* d'un réservoir, d'un piston qui refoule le liquide et qui est mis en mouvement par un ressort, enfin d'un tube flexible s'adaptant au réservoir, et terminé à son autre extrémité par une canule d'ivoire.

Avec cet instrument, il est facile de donner toute espèce de lavements. Cependant, *chez les enfants*, et pour l'administration de certaines substances médicamenteuses, on préfère quelquefois se servir de la *seringue ordinaire*. Trois pièces la composent : le corps, le piston et la canule. Il est toujours prudent d'adapter à la canule d'étain une deuxième canule en gomme élastique.

Qu'on emploie le clyso-pompe ou la seringue, il ne faut jamais oublier de chasser de l'instrument une fois chargé tout l'air qu'il peut contenir. Il suffit pour y arriver d'ouvrir le robinet du clyso ou de pousser le piston de la seringue, jusqu'à ce que le liquide apparaisse à l'orifice de la canule.

La canule, *qu'on a eu le soin d'enduire d'un corps gras*, est alors introduite. Cette petite opération, bien que très-simple, est sujette, cependant, à de certaines règles, dont l'oubli pourrait entraîner des accidents quelquefois graves.

Le malade étant couché au bord du lit, sur le côté droit, le corps légèrement fléchi en arc, introduisez doucement la canule, non pas directement en haut, comme ne manquent pas de le faire les personnes inexpérimentées, mais *en haut et en avant*, suivant une ligne qui aboutirait à l'ombilic et dans une longueur de 2 ou 3 centimètres ; puis, par un second mouvement, poussez-la *en haut* et *en arrière*. La canule pénètre alors aisément, sans rencontrer de résistance, *parce qu'elle suit la direction même du rectum* (1). Si, au contraire, on néglige ces indications, on est arrêté par le coude que forme l'intestin, on s'expose à le blesser en cherchant à vaincre cet obstacle, et l'on occasionne, dans tous les cas, une vive souffrance au malade.

Une fois que la canule est en place, on ouvre avec lenteur le robinet de l'irrigateur où l'on pousse doucement le piston de la seringue suivant l'instrument dont on se sert, en recommandant bien au malade de ne faire aucun effort.

Si l'introduction de la canule est rendue diffi-

---

(1) Dernière partie du gros intestin.

cile par suite d'une plaie ou d'un obstacle quelconque siégeant à l'ouverture anale, il faut redoubler d'attention et de ménagements. Mais, dans aucun cas, on ne doit employer de force pour franchir l'obstacle quand même ; mieux vaut attendre et demander l'avis du médecin.

Topiques mous.

Cérats.

Les *cérats* sont des médicaments destinés au pansement des plaies. *Ils consistent* en une substance demi-liquide, ayant la consistance du miel, tantôt blanche, tantôt jaune, suivant qu'ils sont composés de cire blanche ou de cire jaune.

Le *cérat simple* est celui qu'on emploie journellement pour la plupart des pansements: Il doit toujours se trouver dans tous les *appareils*, de manière qu'on puisse en avoir toujours sous la main. En effet, non-seulement il sert aux pansements, mais il est constamment réclamé par le médecin ou le chirurgien qui peuvent en avoir besoin pour s'en enduire les doigts lorsqu'ils ont

à faire certains examens. En outre, on a fréquemment à s'en servir avant de raser les parties recouvertes de poils, de telle sorte que, pour cet
usage, il remplace la mousse de savon employée
par les barbiers.

Quand un médecin prescrit un *pansement
simple*, il veut toujours parler d'un pansement
au cérat simple. Voici comment il faut procéder :

On étale une certaine quantité de cérat sur un
linge fenêtré ou *linge troué*, soit avec une spatule, soit avec le doigt. Puis, on applique immédiatement et à même sur la plaie le linge enduit
de ce médicament, et l'on recouvre le tout d'une
quantité de charpie qui variera suivant que la
suppuration est plus ou moins abondante. Enfin,
on place sur la charpie une compresse, et on termine le pansement comme nous l'indiquerons
ailleurs, mais la plupart du temps en maintenant
la charpie et la compresse au moyen d'une
bande.

Il faut prendre bien gardé que la couche de
cérat appliquée sur le linge fenêtré ne soit pas
trop épaisse. Autant que possible, on s'arrangera
de manière à ce qu'elle soit même très-mince. Le
cérat doit seulement graisser le linge, afin de lui
donner simplement de la souplesse. Et, en effet,

quand la couche de cérat est trop épaisse, ce médicament forme des croûtes dures, qui irritent et enflamment les plaies. Il arrive malheureusement que, pour avoir négligé cette précaution qui consiste à supprimer tout le cérat superflu, on voit apparaître rapidement des érysipèles ou des abcès.

Quand on a à faire un pansement avec un cérat d'une autre nature que le cérat simple, c'est-à-dire avec un *cérat composé*, le médecin indique toujours la nature du cérat qu'il veut qu'on emploie. Les cérats composés dont on fait le plus souvent usage sont le *cérat opiacé* et le *cérat belladoné*. On devra donc avoir plusieurs sortes de cérats dans l'*appareil à pansements* ; mais ceux qui servent ordinairement dans les hôpitaux sont le *cérat simple* et le *cérat opiacé* ; d'ailleurs, de quelque nature qu'ils soient, on les applique toujours de la même manière.

Glycérines. — Glycérolés.

La *glycérine* est, avec le cérat, le médicament qu'on emploie le plus ordinairement pour les pansements. C'est une substance liquide, blanche, transparente ayant, à peu de chose près, la consistance de l'huile. Elle est devenue depuis quelques années d'un usage journalier : aussi est-il indispensable qu'il y en ait toujours en assez grande quantité dans les appareils.

On s'en sert de la même manière que du cérat, c'est-à dire que, pour faire un pansement à la glycérine, il suffit d'imbiber de cette substance le linge fenêtré qui doit être appliqué sur la plaie. Dans ce but, on en verse dans une soucoupe ou dans une cuvette ce qu'il en faut pour imprégner le linge fenêtré sur ses deux faces ; puis on laisse égoutter un peu ce linge et on l'étale doucement sur la plaie. Mais la glycérine, en s'évaporant pendant les vingt-quatre heures qui s'écoulent d'un pansement à un autre, peut laisser la plaie se dessécher. Aussi, pour éviter cet inconvénient, faut-il mouiller la charpie qu'on applique sur le linge fenêtré ; et, pour plus de précaution, on fera même bien de recouvrir la charpie elle-même avec un carré de taffetas gommé.

La glycérine qu'on emploie pour les pansements n'est pas toujours pure ; *souvent elle est acide*, et cette acidité peut causer aux malades une assez vive cuisson et parfois même une douleur véritable. Dans ce cas, il faut en prévenir le médecin, afin qu'il puisse s'assurer par lui-même de la qualité du médicament, et prescrire, s'il y a lieu, un autre genre de pansement.

Les *glycérolés* sont des médicaments composés de glycérine avec un autre médicament comme le tannin, le bismuth. On les emploie de la même façon que la glycérine simple. Quelquefois il est inutile de faire un pansement complet. Ainsi on a souvent à introduire simplement quelques gouttes de glycérolé entre les paupières, et cela seul suffit.

Pommades et onguents.

Les *pommades* sont des médicaments de consistance molle, gras au toucher, composés de graisse de porc ou axonge et d'une substance médicamenteuse qui donne leur nom à chacune d'elles. On applique les pommades sur la peau dans une étendue variable, indiquée par le médecin ; il suffit de les étaler avec le doigt sur les parties malades, et la chaleur du corps facilite l'égale répartition du médicament.

Les pommades *les plus employées* sont la pommade mercurielle, la pommade à l'*iodure de plomb*, la *pommade épispastique* dont il sera question dans le chapitre relatif aux vésicatoires, les *pommades* au précipité rouge, au calomel, etc.

— Il n'y a rien de particulier à dire sur les premières. Pour ce qui est de la pommade mercurielle, il faut seulement se rappeler que son application peut produire quelquefois des accidents ; aussi devra-t-on toujours surveiller attentivement les malades pour lesquels on en aura fait usage. Il faudra s'informer si la salive ne leur vient pas plus abondamment à la bouche, s'ils n'ont pas d'ulcérations aux lèvres, à la langue et surtout aux gencives. Dans ce cas, le médecin devra en être prévenu immédiatement.

Les *pommades au calomel* et au *précipité rouge*, sont employées, la plupart du temps, dans le traitement des maladies des yeux. On en prend une très-petite quantité, (la grosseur d'une tête d'épingle) et avec l'extrémité du doigt, on promène doucement cette petite masse sur le rebord de la paupière qu'on aura préalablement renversée.

Les *onguents* sont des médicaments très-analogues aux pommades. On s'en sert de la même façon. Dans les pansements, on remplace quelquefois le cérat par un onguent appelé onguent styrax.

Emplâtres.

Les *emplâtres* sont des médicaments qui ont la consistance des onguents, quoique un peu plus résistants. Ils sont appliqués sur la peau directement, après avoir été étalés sur une toile taillée exactement de la grandeur indiquée par le médecin. Aujourd'hui, les emplâtres sont presque toujours préparés dans les pharmacies de la même façon que le diachylon qui est lui-même un emplâtre, de telle sorte qu'on n'a à se servir la plupart du temps que d'un sparadrap recouvert de la matière spéciale dont l'emplâtre est formé. Généralement on applique des emplâtres de forme carrée. Afin que les bords s'accolent bien exactement à la peau, il faut prendre la précaution de faire avec des ciseaux quelques entailles ou encoches à ces bords.

Les emplâtres dont on fait *le plus ordinairement usage* sont l'*emplâtre de poix de Bourgogne*, l'*emplâtre de Vigo;* ce dernier peut remplacer souvent le diachylon dans le pansement de certaines plaies.

Agglutinatifs.

Aujourd'hui, on réserve le nom d'*agglutinatifs* aux médicaments destinés à maintenir réunies ou accolées les lèvres des plaies, ou bien à fixer sur la peau certaines pièces de pansement. Les agglutinatifs les plus vulgairement employés sont : le *taffetas d'Angleterre*, le *taffetas Martinier*, le *sparadrap diachylon*, enfin le *collodion*.

Le *taffetas d'Angleterre*, connu de tout le monde, sert à réunir les bords des plaies de très-petite dimension. Il suffit de le mouiller sur le côté verni qui est recouvert de la matière collante ou agglutinative. Puis, on l'applique sur la plaie après l'avoir doucement fermée, et on le maintient en place pendant quelques instants, afin que la peau, en vertu de son élasticité, ne le décolle pas.

Pour enlever le taffetas d'Angleterre, qui, une fois qu'il a pris, reste très-fortement adhérent, il faut toujours le mouiller d'eau tiède, et ne pas se contenter de le tirer par un de ses bords. Si l'on ne prend pas cette précaution, on s'expose à faire souffrir le malade. Les mêmes remarques s'appliquent au *taffetas Martinier*.

Le *diachylon* ou *sparadrap diachylon* est le plus employé de tous les agglutinatifs.

Il se compose d'une matière collante étalée, ainsi que pour le taffetas d'Angleterre, sur une étoffe. Ici, l'étoffe est plus résistante. C'est une bande de toile ou de coton, longue de deux mètres environ sur quinze centimètres de large. Dans les *appareils*, cette bande est roulée de manière à tenir peu de place.

Quand on doit appliquer du diachylon sur une petite plaie ou sur un vésicatoire, on taille dans la bande agglutinative un carré de la grandeur voulue, et on le pose sur la peau dont la chaleur suffit à le faire adhérer. Pour que les bords de ce carré *ne godent pas*, il est utile d'y pratiquer des encoches ou des entailles plus ou moins profondes. Le diachylon étant moins collant que le taffetas d'Angleterre, il est plus facile à *détacher* que ce dernier. Aussi *peut-on l'enlever* en le tirant doucement par un de ses bords ou par un de ses angles.

Mais on se sert surtout du *diachylon* sous forme de *bandelettes*, larges de 1 à 2 centimètres, longues de 20, 30, 100 et plus, suivant les besoins. Pour tailler ces bandelettes, il faut dérouler la bande de diachylon, faire tenir par un aide ce qui reste du rouleau, puis saisir soi-même de la main gauche l'extrémité libre de la bande et tailler les bandelettes parallèlement aux bords, dans le sens de la longueur du fil, avec des ci- seaux légèrement ouverts et tenus dans la main droite. Il ne faut pas couper : il suffit de pousser doucement les ciseaux ainsi ouverts pour que la bande se divise.

On obtient de cette façon des bandelettes qui ont quelquefois toute la longueur de la bande, et qui servent à entourer les membres ou le tronc. Pour les membres, leur longueur doit avoir une fois et demie la circonférence du membre.

Quand on a à faire une application de diachy- lon sur des parties recouvertes de *poils*, *on doit toujours raser* ceux-ci préalablement, sinon ils seraient tiraillés par le diachylon et la douleur qui en résulterait pourrait enflammer les régions où ils se trouvent.

Enfin, une *autre précaution* qu'on ne doit non plus jamais négliger, c'est de sacrifier les bords de la bande de sparadrap dans laquelle on taille les bandelettes. Ces bords sont généralement ru- gueux et recouverts de petites masses dures où l'emplâtre s'est inégalement accumulé. Il y a en- core là une cause d'irritation qu'il faut éviter.

Collodion.

Le *collodion* est une substance liquide, blanche, d'apparence visqueuse, et qu'on emploie sur une très-grande échelle comme agglutinatif. Il a la propriété de se dessécher en fort peu de temps, ce qui fait que, lorsqu'on en a étendu une certaine quantité sur la peau, soit avec un pinceau, soit avec un petit bourdonnet de charpie, il ne reste au bout de quelques secondes qu'une sorte de tissu feutré, résistant, très-adhérent à la peau.

On peut le répandre directement sur la peau en petite quantité lorsqu'il s'agit de fermer une plaie simple de faible dimension. C'est ainsi qu'on en laisse tomber une ou deux gouttes sur les écorchures qu'on peut avoir aux doigts ou aux mains, et c'est là une bonne précaution à prendre toutes les fois qu'on doit faire des pansements, dans lesquels on risque de laisser ses doigts en contact avec le pus. Dans les plaies plus étendues, on peut tremper un petit linge dans le collodion et étaler ce linge ainsi imbibé sur la plaie.

Enfin, quelquefois, on badigeonne certaines parties malades, avec une assez grande quantité de collodion, la face, par exemple, le ventre, etc.

Pour cela, on emploiera un large pinceau de charpie qu'on trempera dans une soucoupe où l'on aura versé préalablement le collodion, et il suffira de passer une ou deux fois le pinceau sur les parties indiquées pour obtenir le résultat voulu.

Comme le collodion peut servir à beaucoup d'autres objets qui varient suivant les circonstances, il faudra toujours en avoir une certaine provision dans les appareils à pansement, car, à un moment donné, le chirurgien peut avoir besoin d'une assez grande quantité de ce liquide agglutinatif.

Cataplasmes.

On donne le nom de *cataplasme* à une bouillie épaisse, étalée sur un linge pour être appliquée ensuite à la surface des parties malades.

Les cataplasmes se font le plus souvent avec les farines de graine de lin, de riz, de pomme de terre, que l'on délaie dans de l'eau ; mais on emploie aussi la mie de pain, l'oignon écrasé et cuit, les feuilles de guimauve, de mauve, etc... Ce sont là les cataplasmes *simples* ou *émollients*.

Le cataplasme se *prépare* en délayant dans de l'eau une de ces substances, de manière à former une bouillie épaisse. L'eau sera, en général, *chaude*, mais non *bouillante*.

La bouillie étant faite, on la verse sur le milieu d'une pièce de linge fin, gaze, mousseline ou toile à cataplasmes, plus grande que le cataplasme que l'on veut faire. Ceci fait, on replie le linge sur lui-même et sur la pâte que l'on étale ensuite bien également avec la paume de la main. La couche de pâte, ainsi formée, doit avoir environ deux centimètres d'épaisseur. Enfin, on replie en arrière les quatre bords du linge que l'on peut même faufiler rapidement pour mieux empêcher la pâte de s'échapper au dehors.

Pour *appliquer* le cataplasme, il faut le saisir par les deux bords opposés, le tenir bien horizontalement, et le renverser promptement sur la partie malade.

Avant de l'appliquer, on devra s'assurer, en le touchant avec le dos de la main, qu'il n'est pas trop chaud et ne brûlera pas le malade au lieu de le soulager.

Les cataplasmes ne sont utiles qu'autant qu'ils restent *humides* et *mous*; si on les laisse trop longtemps, ils deviennent durs et irritent la peau. Aussi, pour éviter qu'ils se dessèchent trop vite, il est bon de les entourer d'un large morceau de taffetas ciré.

Le cataplasme étant appliqué et recouvert du taffetas, il faudra le fixer à l'aide d'un bandage ou de quelques tours de bande peu serrés.

A côté de ces cataplasmes ordinairement employés, il nous faut citer quelques *variétés* :

Le *cataplasme froid*, qui se prépare de la même façon en substituant l'eau froide à l'eau chaude ;

Le *cataplasme sinapisé*, qui n'est autre qu'un cataplasme ordinaire dont la surface sera saupoudrée de farine de moutarde ;

Les cataplasmes *médicamenteux* ou *composés*, cataplasmes simples auxquels on ajoute diverses substances ou solutions médicamenteuses, sur l'indication du médecin.

Sinapismes.

DÉFINITION. — On donne le nom de *sinapisme* à une pâte de farine de moutarde, enfermée dans un linge et appliquée à nu sur la peau.

PRÉPARATION. — Pour préparer un sinapisme, on prend une certaine quantité de farine de moutarde, une poignée en général ; on la mêle avec de l'eau froide ou à peine tiède, de manière à en faire une pâte assez consistante ; puis on étend cette pâte sur un linge comme pour un cataplasme ; enfin, on replie les bords du linge sur les côtés pour bien enfermer la pâte et on applique le sinapisme ainsi préparé sur la peau.

Un sinapisme est donc un cataplasme de farine de moutarde préparé à froid.

SINAPISMES RIGOLLOT. — Très-employés dans les hôpitaux. Ce sont des feuilles de papier épais, recouvertes sur une de leurs faces de couches superposées de farine de moutarde. On a ainsi des sinapismes préparés d'avance, applicables immédiatement. On les humecte avec de l'eau froide ou chaude durant quelques secondes, puis on les applique sur l'endroit indiqué.

APPLICATION. — Le sinapisme doit être appliqué sur la *peau nue*. Pour éviter qu'il se déplace, on le fixe à l'aide d'une serviette, d'un mouchoir, d'une cravate ou d'une bande. C'est là une règle qu'il ne faut point oublier.

LIEUX D'APPLICATION. — On applique généralement les sinapismes sur les membres, à la face interne des cuisses et au mollet pour les membres inférieurs, sur la face antérieure du bras et de l'avant-bras, autour des poignets pour les membres supérieurs. On peut aussi les appliquer sur le tronc ou corps. *On ne met pas de sinapismes sur la face.*

DURÉE DE L'APPLICATION. — Il faut en général laisser le sinapisme en place dix minutes, un quart d'heure ou une demi-heure au plus; un peu moins pour les *femmes* et surtout pour les *enfants* dont la peau est plus fine. Chez ceux-ci, l'effet voulu est souvent obtenu au bout de trois, quatre ou cinq minutes.

Chez les malades ayant leur connaissance, il faudra retirer le sinapisme dès qu'ils déclareront sentir une vive douleur (cuisson, sensation de brûlure).

Chez les malades qui n'ont pas leur connaissance, on surveillera *attentivement* l'application et on ne devra *jamais* laisser le sinapisme plus d'une demi-heure à la même place.

En ne se conformant pas à ces règles, on s'exposerait à produire une irritation *grave* de la peau, pouvant aller jusqu'à déterminer une cloche ou ampoule comme avec le vésicatoire.

Promener des sinapismes. — Il arrive souvent que le médecin ordonne de promener des sinapismes : c'est habituellement sur les membres inférieurs que l'on promène les sinapismes. Pour cela, on les applique d'abord à la partie supérieure de la cuisse; puis, après un quart d'heure, on les enlève et on les place à la partie moyenne; enfin, après un nouveau quart d'heure, on les transporte aux mollets, pour revenir ensuite aux cuisses s'il est besoin.

Soins consécutifs. — Lorsqu'on a retiré le sinapisme, il faut laver la place avec de l'eau tiède et l'essuyer avec un linge sec. L'endroit du corps où on l'a appliqué devient alors rouge. C'est la preuve que le sinapisme a bien agi.

Si le malade se plaignait alors d'une douleur trop vive, on devrait recouvrir la partie malade d'un linge enduit de cérat. Quelquefois, il suffit de la saupoudrer avec de la poudre d'amidon.

Vésicatoires.

On nomme *vésicantes* certaines substances qui, appliquées sur la peau, donnent lieu à la formation d'une *ampoule* ou *phlyctène* due au soulèvement de l'épiderme par une certaine quantité de liquide.

Plusieurs substances jouissent de la propriété vésicante : telles sont la *graine de moutarde*, l'*ammoniaque*, l'*eau bouillante*, etc. Celle qu'on emploie le plus fréquemment aujourd'hui, c'est la *poudre de cantharides*. Elle est incorporée à un emplâtre qui prend alors le nom d'*emplâtre épispastique* (1) et qu'on étale sur une pièce de

(1) C'est un mot qui signifie attirer. Les substances épispastiques, appliquées sur la peau, y déterminent de la douleur, de la chaleur et une rougeur plus ou moins vive.

toile ou de sparadrap. On ne se sert dans nos hôpitaux que de cette *toile à vésicatoire*, ainsi préparée à l'avance et qui se conserve roulée dans des étuis de carton.

Préparation du vésicatoire et de la partie où l'on doit l'appliquer. — On commence par découper dans le rouleau à vésicatoire un morceau de la grandeur indiquée par le médecin.

Les *dimensions* sont variables suivant les cas. Quelquefois, elles ne dépassent pas celles d'une pièce de 2 francs; elles peuvent atteindre la largeur d'un fond de chapeau. Les dimensions moyennes d'un vésicatoire ordinaire sont de 10 centimètres sur 12.

La *forme* que l'on donne aux vésicatoires est ordinairement ronde ou ovale. Pour l'obtenir, il suffit , après avoir découpé dans le rouleau un carré plus ou moins allongé, d'arrondir les angles avec des ciseaux. Si le médecin le prescrit, il faut saupoudrer de *poudre de camphre* la surface de l'emplâtre qui doit être en contact avec la peau.

Avant d'appliquer un vésicatoire, on lave la région, et dans le cas où la peau est recouverte de poils, il est nécessaire de la raser.

Application du vésicatoire. — On place alors l'emplâtre sur le lieu désigné par le médecin, en le pressant légèrement avec la paume de la main.

Si la surface est plane, comme le tronc ou l'abdomen, il s'applique de lui-même. Si au contraire elle est irrégulière, comme le genou par exemple, il faut faire sur les côtés des *entailles* pour qu'il s'adapte bien à la forme des parties.

Le vésicatoire une fois en place sera *fixé* avec deux ou plusieurs bandelettes de diachylon, un peu larges, qui s'entrecroiseront sur sa face libre et qui devront dépasser dans tous les sens les dimensions de l'emplâtre. Ou bien encore, on recouvrira le vésicatoire d'un morceau de diachylon, entaillé de place en place, et dépassant partout le vésicatoire d'un centimètre à 2 centimètres. On met par dessus une compresse pliée en quatre ou une couche de ouate, et le tout est fixé soit au moyen d'un bandage de corps, soit avec un mouchoir plié en cravate. Si l'on néglige ces précautions, on s'expose à voir le vésicatoire se déranger et l'ampoule se former à une autre place que celle où on l'avait appliquée.

Durée du temps pendant lequel on doit laisser le vésicatoire. — Le temps pendant lequel on laisse l'emplâtre vésicant en place est de douze à vingt heures. Chez les enfants, l'effet est obtenu beaucoup plus tôt et le vésicatoire doit être enlevé au bout de quatre ou cinq heures. Il faut savoir que, lors même que l'ampoule ne serait pas formée au moment où l'on enlève le vésicatoire, elle pourrait se produire après coup sous un cataplasme.

Dans les premières heures qui suivent son application, le vésicatoire occasionne une douleur assez vive; aussi est-il nécessaire de surveiller les malades pour les empêcher de se frotter ou d'arracher l'emplâtre. Cette surveillance doit être particulièrement attentive quand on a affaire à de très-jeunes sujets, à des aliénés, ou à des déments.

Levée du vésicatoire. — *Pour enlever un vésicatoire*, on défait le bandage avec soin pour ne pas rompre l'ampoule ; puis, on enlève l'emplâtre avec les mêmes précautions, en le soulevant doucement par un de ses bords. On perce alors avec la pointe des ciseaux le point le plus inférieur de la cloche et l'on reçoit dans une soucoupe le liquide qui s'écoule. Il peut arriver que le liquide ne s'écoule pas après la piqûre : cela tient à ce que la sérosité s'est coagulée et forme une espèce de gelée demi-solide. Il suffit alors d'appliquer un *cataplasme de fécule* pendant quelques heures, ce qui permet d'enlever aisément la couche gélatineuse et la pellicule qui la recouvre.

Il arrive aussi quelquefois qu'au lieu d'une

seule ampoule, il en existe plusieurs d'inégales grandeurs; il faudra les ouvrir toutes, les unes après les autres.

Pansement. — La manière de panser un vésicatoire est différente suivant que le vésicatoire est *volant* ou *permanent.* Dans le premier cas, on cherche la cicatrisation immédiate de la plaie; dans le second, au contraire, on se propose de la faire suppurer pendant un temps plus ou moins long. Le vésicatoire volant est beaucoup plus communément employé aujourd'hui que le vésicatoire permanent.

1° *Vésicatoire volant.* — L'ampoule une fois percée, on laisse l'épiderme en place, on applique sur la plaie un carré de papier brouillard enduit de cérat, puis une compresse pliée en quatre qu'on fixe avec une bande, un bandage de corps ou un mouchoir. Le pansement sera renouvelé toutes les douze ou vingt-quatre heures, selon l'indication du médecin. Au bout de quatre ou cinq jours, il s'est formé un nouvel épiderme, et il ne reste d'autre trace du vésicatoire qu'une légère rougeur de la peau, qui ne tarde pas à s'effacer. On peut remplacer le papier cératé par une simple couche de ouate qu'on fixe avec des bandelettes de diachylon ou un bandage. Ce pansement offre l'avantage qu'on peut le laisser en place jusqu'à la guérison complète de la plaie.

2° *Vésicatoire permanent ou à demeure.* — Lorsque l'ampoule est formée, on coupe circulairement avec des ciseaux la pellicule soulevée. Cette petite opération que les malades redoutent toujours doit être faite avec promptitude et légèreté de main. La plaie, d'un rouge vif, sera immédiatement recouverte d'un morceau de linge ou de papier brouillard enduit de cérat, et le même pansement sera renouvelé pendant les deux ou trois premiers jours. Au bout de ce temps, on a recours à une *pommade*, dite *épispastique*, qui a la propriété de produire la suppuration. A l'aide d'une spatule, on étend une couche mince de cette pommade sur un linge fin ou sur une feuille de poirée de même grandeur que la plaie ; on panse ensuite comme nous avons dit plus haut. A chaque pansement, on lave les environs de la plaie avec de l'eau tiède, et on enlève le pus qui la recouvre en appuyant dessus un linge fin et en tirant légèrement sur ses extrémités.

Les pansements doivent être renouvelés toutes les vingt-quatre heures ; on les change deux fois et même trois fois par jour, en été, à cause de l'odeur désagréable qu'exhale la plaie. Il est indispensable d'avoir préparé à l'avance tout ce qui sert au pansement avant de découvrir la plaie ; on évite ainsi au malade la douleur que lui cause, surtout pendant les premiers jours, l'exposition à l'air de la surface dénudée de la peau.

La personne chargée de panser un vésicatoire *devra prévenir le médecin* si elle remarque quelque changement survenu à la surface de la plaie, comme une augmentation ou une diminution de la suppuration, un écoulement de sang, l'apparition de végétations ou d'excroissances, etc.

Lorsqu'on veut faire sécher le vésicatoire permanent, il suffit de cesser l'emploi de la pommade épispastique et d'appliquer un pansement ordinaire.

Une remarque qui s'applique aussi bien aux vésicatoires volants qu'aux vésicatoires à demeure, c'est qu'ils occasionnent assez souvent une irritation de la vessie ; les malades éprouvent alors de la douleur en urinant ou même une rétention d'urine. Il faut avoir l'attention portée sur la possibilité de ces accidents, et prévenir le médecin dès qu'ils se produisent.

Vésicatoire morphiné. — On appliquait souvent autrefois de petits vésicatoires sur la peau pour faire absorber, par sa surface dénudée, des substances médicamenteuses. La morphine s'administrait fréquemment par ce procédé qui est beaucoup moins employé depuis qu'on se sert des injections hypodermiques.

L'application du vésicatoire morphiné ne diffère en rien de ce qui a été dit pour le vésicatoire ordinaire. Après avoir simplement percé l'épiderme, on en enlève une portion d'un centimètre de diamètre et on répand sur cette petite surface dénudée et humide la poudre de morphine ; puis on fait un pansement au cérat comme nous l'avons indiqué.

Au pansement suivant, on enlève une autre petite portion de l'épiderme, ce qui donne une surface humide sur laquelle on dépose la poudre et ainsi de suite. En n'enlevant à chaque fois qu'un petit morceau de l'épiderme, on a plus de chances d'avoir pendant plusieurs jours une surface humide qui absorbera le médicament. Il est bon quelquefois, pour hâter l'absorption, de laisser tomber une goutte d'eau sur la poudre déjà mise sur la partie dénudée.

Frictions.

Les *frictions* sont des frottements répétés sur tout le corps ou sur un point du corps, à l'aide desquels on produit une révulsion sur la peau, on calme la douleur ou l'on amène la résolution dés parties enflammées.

Elles sont *sèches* ou *humides*; on les divise aussi en *locales* et *générales*.

Les *frictions sèches* sont le plus souvent des frictions générales qui se font après le bain ou une douche froide. Elles se pratiquent avec la main nue ou garnie d'une compresse, d'une flanelle, d'un gant de crin ou bien encore avec une brosse à habits. Il est inutile d'exercer de la pression dans les frictions de ce genre. Les mouvements doivent être surtout rapides et réguliers. On s'arrêtera lorsque le malade accusera un sentiment de cuisson et que la peau présentera une teinte rosée.

Les *frictions humides* se font surtout avec des liquides onctueux, nommés *liniments*, des *pommades*, des *onguents*, etc.; ce sont des frictions locales qui ont pour but soit de calmer la douleur, soit de faire absorber des substances médicamenteuses, comme l'onguent napolitain, les pommades à l'iodure de potassium, etc.

Avant de commencer la friction, on doit laver la région sur laquelle on se propose d'agir. La main qui frictionne devra exécuter des mouvements lents et cadencés, tout en exerçant une pression légère et égale sur tous les points. Il faut frictionner pendant un temps assez long (10 minutes environ).

Lorsqu'il s'agit de substances médicamenteuses, on s'abstiendra, après la friction, d'essuyer la partie sur laquelle elle a été faite, afin que la substance continue à être absorbée.

Des bains. — De l'hydrothérapie (1).

On donne le nom de *bain* à l'immersion plus ou moins prolongée, soit du corps, soit d'une partie du corps dans l'eau, la vapeur d'eau, le sable marin chauffé, les boues minérales.

Les bains sont *généraux* ou *locaux*.

Les *bains généraux* ou *grands bains* sont *simples* ou *médicamenteux*. On les prend *froids*, *tièdes* ou *chauds*.

I. BAINS GÉNÉRAUX. — 1° *Bains simples*. Les *bains froids* sont ceux dont la température est au-dessous de 25 degrés au *thermomètre* centigrade. Ils sont dits *artificiels* quand on les prend dans les baignoires. Les bains froids se prennent le plus souvent dans les rivières (*bains dans les eaux naturelles*) ou dans la mer (*bains de mer*).

Les *ablutions froides* consistent dans le lavage simple à l'eau froide ou dans la projection d'une

____

(1) *Hydrothérapie* est un mot qui signifie *traitement par l'eau*.

certaine quantité d'eau sur le corps, de manière à produire une aspersion plus ou moins complète. Elles doivent être de courte durée (quelques minutes). Employées avec précaution, surtout dans la saison chaude, elles constituent un excellent moyen tonique. Leur usage devrait être beaucoup plus répandu qu'il ne l'est. Après l'ablution, on doit envelopper le corps dans un *drap* ou une *alèze*, et l'essuyer avec soin.

Les *lotions froides* consistent à pratiquer des frictions sur tout le corps avec une ou deux grosses éponges trempées dans l'eau ou avec des serviettes très-mouillées. L'infirmière frotte le dos et les membres, tandis que le malade se frictionne la poitrine.

Les *bains tièdes* ou *chauds* peuvent être divisés en trois espèces : 1° les *bains frais*, la température doit être entre 25 et 30 degrés ; — 2° les *bains tièdes*, la température de l'eau varie de 30 à 35 degrés ; — 3° les *bains chauds*, la température de l'eau doit être maintenue entre 35 et 40 degrés.

Les bains *artificiels* se donnent dans des appareils spéciaux, désignés sous le nom de *baignoires*. Les *baignoires* sont en bois, en fer battu ou étamé, en cuivre ; souvent on trouve dans les hôpitaux des *baignoires émaillées* qui ont l'avantage de pouvoir servir pour toutes sortes de bains médicamenteux. Les *baignoires* doivent être tenues avec la plus grande propreté; après chaque bain, elles doivent être lavées et essuyées avec soin.

L'*infirmière* doit veiller à ce que la *température* de l'eau reste au même degré durant toute la durée du bain; — elle doit s'assurer que les malades n'éprouvent aucune défaillance, ne s'abandonnent pas au sommeil. C'est surtout quand il s'agit de malades *aliénés* ou *épileptiques* que la surveillance doit être *continuelle*. — Les bains de propreté ne doivent pas dépasser une demi-heure. — Dans les autres cas, c'est au médecin qu'il appartient de fixer la *durée* du bain. — Il est important de ne pas donner de bains aussitôt après les repas; il faut laisser, entre le repas et le bain, un intervalle d'au moins deux heures et demie à trois heures. — L'*infirmière* doit recommander aux malades de ne pas laisser exposés à l'air le cou et les épaules lorsqu'ils ont été mouillés. — A la *sortie du bain*, les malades doivent être *essuyés promptement* avec des linges chauds et secs; ils doivent s'habiller ensuite aussi rapidement que possible (1).

____

(1) On peut aussi recommander aux personnes qui prennent un bain à domicile, de se recoucher ensuite durant 15 à 30 minutes

2° *Bains médicamenteux.* — Les *bains généraux médicamenteux* sont des bains composés d'*eaux minérales naturelles* ou d'eau additionnée de substances médicamenteuses.

Les *bains médicamenteux* présentent un grand nombre de *variétés.* Ce sont : les *bains acides, alcalins, d'amidon, aromatiques,* de *Baréges, gélatineux, iodurés,* de *Plombières, salins aromatiques, savonneux,* de *sel marin, sinapisés,* de *son,* de *sublimé corrosif,* de *sublimé et de sel ammoniac, sulfurés* ou *sulfureux, sulfuro-gélatineux,* de *vapeur aromatique,* de *Vichy.*

Ces diverses variétés de bains peuvent être prescrites dans les hôpitaux. Les détails que nous allons donner sur chacun de ces bains sont empruntés au *Formulaire à l'usage des hôpitaux et des hospices civils de Paris.*

Bains acides.

Acide chlorhydrique................ 1.000 grammes.
Eau tiède .... Quantité suffisante
Mêlez avec soin (baignoire en bois).

Bains alcalins.

Carbonate de soude................ 250 grammes.
Pour un bain.

Bain d'amidon.

Fécule de pommes de terre .... 500 grammes.
Eau .... 6 litres.

Délayez la fécule dans l'eau de manière à produire une sorte de lait homogène, uniforme. D'autre part, chauffez à l'*ébullition* une quantité d'eau égale à celle qui est mélangée à la fécule, versez-y peu à peu le mélange de fécule et d'eau, et ajoutez le tout à l'eau du bain.

Bain aromatique.

Espèces aromatiques (1) .... 1000 grammes.
Eau bouillante .... 12 litres.

Faites infuser pendant une heure, passez et mélangez avec l'eau du bain.

Bain de Baréges.

Monosulfure de sodium cristallisé .... 60 grammes.
Chlorure de sodium (sel marin) sec ...... 60 —
Carbonate de soude sec .... 30 —

Mêlez et renfermez dans un flacon; cette dose, qui doit être préparée par le pharmacien, est pour un bain. (Baignoire de bois.)

---

(1) Ce sont des feuilles sèches de sauge, de thym, de serpolet, d'hysope, de menthe poivrée, d'absinthe et de romarin.

Bain gélatineux.

Gélatine concassée .... 500 grammes.

Faites tremper la gélatine dans deux litres d'eau froide pendant une heure environ ; achevez la dissolution au moyen de la chaleur et versez le liquide chaud dans l'eau du bain.

Bain ioduré.

Iode.............................. 10 grammes.
Iodure de potassium.................. 20 —
Eau............................... 250 —

Cette dose, préparée par le pharmacien et renfermée dans un flacon, sert pour un bain. (Baignoire de bois.)

Bain de Plombières.

Carbonate de soude................... 100 grammes.
Chlorure de sodium (sel marin) 20
Sulfate de soude..................... 60
Bicarbonate de soude 20
Gélatine concassée 100

Le pharmacien mélange les sels et les enferme dans un flacon. Il délivre à part la gélatine. — Pour préparer le bain, on met tremper la gélatine dans 500 grammes ou un demi-litre d'eau froide pendant une heure environ. On fait chauffer un peu pour que la gélatine soit bien dissoute, c'est-à-dire mélangée à l'eau, et l'on verse successivement dans la baignoire l'eau gélatineuse et les sels contenus dans le flacon.

Bain salin aromatique.

Carbonate de soude cristallisé.............	250 gr.	»
Carbonate de chaux.....................	10	»
Chlorure de sodium....................	100	»
Bromure de potassium	0	50
Iodure de potassium...................	0	50
Essence de lavande....................	1	»
Essence de romarin....................	1	»
Essence de thym	1	»

Le pharmacien mélange avec les essences les sels grossièrement pulvérisés (c'est-à-dire mis en poudre) et les enferme dans un flacon. Cette dose est pour un bain.

Bain savonneux.

Savon blanc........................	1000 grammes.
Eau (quantité suffisante).............	Q. S.

On fait dissoudre le savon à chaud dans 5 à 6 litres d'eau et on mélange la dissolution avec l'eau du bain.

Bain de sel marin.

Sel marin (chlorure de sodium)........	1000 grammes.
Eau................................	Q. S.

On remue l'eau pour bien faire fondre le sel.

Bain sinapisé.

Farine de moutarde...................... 1000 grammes.
Eau *tiède* .... Q. S.

Introduisez la farine dans un sac de toile forte que vous placerez dans la baignoire et que vous malaxerez (1) avec soin. La baignoire doit être couverte d'un drap pour protéger le visage du malade.

Bain de son.

Son............................... 1000 grammes.
Eau bouillante ... . Q. S.

On fait bouillir le son pendant un quart d'heure dans une suffisante quantité d'eau, on passe et on mélange avec l'eau destinée au bain.

Bain de sublimé corrosif.

Sublimé corrosif...................... 20 grammes.
Alcool .... 50 —
Eau distillée......................... 200 —

Le pharmacien remet cette solution dans un flacon portant sur son étiquette : *Solution pour bain de sublimé*. On donnera ce bain dans une baignoire de bois ou une baignoire émaillée.

---

(1) *Malaxer* signifie *pétrir* une substance pour la rendre plus molle.

Bain de sublimé et de sel ammoniac.

Sublimé corrosif........... .... 15 grammes.
Sel ammoniac....................... 15   —
Eau 500   —

Le pharmacien remet cette solution dans un flacon. On verse dans le bain qui doit être pris dans une baignoire en bois ou une baignoire émaillée.

Bain sulfureux.

Trisulfure de potassium solide........... 100 grammes.

Pour un bain. (Baignoire en bois ou émaillée.)

Bain sulfuro-gélatineux.

Trisulfure de potassium solide........... 100 grammes.
Gélatine concassée (1)................ 250   —

On fait tremper la gélatine dans un litre d'eau froide pendant une heure environ; on achève la dissolution en faisant chauffer et on verse dans le bain auquel on a d'avance ajouté le sulfure. (Baignoire en bois ou émaillée).

Bain de Vichy.

Bicarbonate de soude................. 500 grammes.
Pour un bain.

Toutes ces variétés de bains se prennent ou *tièdes* ou *chauds*.

---

(1) *Concasser* veut dire *réduire en petits morceaux*.

II. BAINS LOCAUX. — *Demi-bain*. On l'emploie rarement en France. Le malade est placé dans une baignoire ordinaire, dans laquelle on verse de l'eau froide jusqu'à une hauteur de 30 à 40 centimètres. La tête et la poitrine sont lavées avec de l'eau froide pendant la durée du bain qui doit être courte. En même temps, les membres inférieurs sont vigoureusement frottés dans l'eau. A la sortie du bain, le malade favorise la réaction par l'exercice ou en se couchant dans un lit chauffé d'avance.

Le *demi-bain* peut remplacer le bain entier quand le malade est dans l'impossibilité de supporter la pression exercée par l'eau sur le thorax. Il peut aussi être substitué au bain de siége quand le malade éprouve des difficultés à plier les jambes et à se placer, par conséquent, dans les baignoires qui servent à l'administration de ces bains.

Bains de siége. — On les administre dans des baignoires circulaires en zinc ou en cuivre, munies d'un dossier servant d'appui aux malades, ou dans des baquets de même forme, renfermant de l'eau en quantité suffisante pour que le niveau s'élève jusqu'au milieu de l'abdomen.

Le *bain de siége* peut être à *eau courante* ou à *eau dormante*.

Pour le *bain de siége à eau courante*, on se sert d'un vase à double fond, en zinc ou en cuivre percé sur son enveloppe intérieure d'une ou plusieurs rangées de trous dont les axes convergent vers le centre du bassin. L'eau s'échappe en autant de jets qui frappent le malade dès qu'on ouvre le robinet. Un trou pratiqué au fond du bassin donne issue au liquide qui se renouvelle constamment.

Dans le *bain de siége à eau dormante*, on place simplement dans l'appareil de l'eau jusqu'à hauteur suffisante, c'est-à-dire jusqu'au milieu de l'abdomen.

Douche anale. — Un petit tuyau placé perpendiculairement au fond du bassin sert à donner les douches anales, employées surtout dans le traitement des *hémorrhoïdes*. Le malade, pour recevoir cette douche, est placé sur un petit banc percé d'un large trou correspondant à l'ouverture centrale du bassin.

Douche périnéale. — A la face intérieure du bain de siége, en avant, se trouve un orifice auquel est vissé un conduit destiné à diriger l'eau sur le périnée.

Douche vaginale. — Presque au niveau de la précédente ouverture s'en trouve une autre à laquelle on adapte un conduit mobile, muni d'une canule. Ce tube, ainsi préparé, sert à administrer des douches dans le vagin ou sur l'utérus.

Bain de siége alternatif. — Il consiste dans une application alternative d'eau chaude et d'eau froide, à intervalles courts et égaux.

Bain de siége écossais. — Il consiste dans une application prolongée d'un courant d'eau chaude, suivie d'une courte application d'un courant d'eau froide.

On fait asseoir le malade dans la baignoire. Le corps ou mieux le tronc est presque entièrement hors de l'eau. Les jambes sont pendantes hors de la baignoire. *On doit envelopper* complétement le malade et la baignoire pour qu'il n'y ait pas de refroidissement. — C'est au médecin qu'il appartient d'indiquer la durée de ces divers bains de siége et de ces diverses espèces de douches.

Bains de pieds ou *pédiluves.* — Les *pédiluves* sont des immersions ou bains limités aux pieds ou, tout au moins, ne dépassant pas le milieu du mollet. On les administre dans des vases en terre, dans des seaux, dans des baquets ou dans des appareils spéciaux connus sous le nom de *bains de pieds*.

Variétés. — Les *pédiluves* sont *simples* ou *médicamenteux*. Les *pédiluves simples* sont *froids à eau dormante* ou *courante*, *chauds* également à *eau dormante* ou *courante*.

Bains de pieds froids à eau dormante. — Les pieds sont placés dans le récipient jusqu'à la hauteur voulue, c'est-à-dire jusqu'au milieu du mollet et durant le temps fixé par le médecin.

Bains de pieds froids à eau courante. — On se sert d'un baquet en bois ou d'un bain de pieds en métal, percé de trous nombreux et construit de façon à présenter un plan incliné destiné à favoriser l'écoulement de l'eau.

Les *bains de pieds chauds à eau dormante ou à eau courante* se donnent comme les précédents. La seule différence consiste dans la température de l'eau qui est telle que le malade, en y mettant le pied, ressente une légère douleur (45 degrés centigrades environ).

Le *bain de pieds écossais* consiste en un courant prolongé d'eau chaude, suivi d'un courant rapide d'eau froide.

Le *bain de pieds alternatif* est constitué par des courants alternatifs d'eau chaude et d'eau froide qui ont une courte durée et qui frappent les pieds pendant une période de temps à peu près égale.

Bains de pieds ou pédiluves médicamenteux. — Dans le but d'augmenter l'action des pédiluves, on ajoute souvent à l'eau une substance irritante soluble, telle que du *carbonate de potasse* ou de *soude*, du *savon*, du *sel marin*, du *vinaigre*. L'irritation produite par le bain de pieds doit être assez forte pour rougir la peau et amener le gonflement des veines. Les bains de pieds de ce genre sont dits *révulsifs* ; leur *durée* varie de 10 à 20 minutes. Au bout de ce temps, l'effet voulu est produit ; il ne sert à rien de les prolonger davantage.

Parmi les bains de pieds médicamenteux le plus employé est le *bain de pieds sinapisé* : C'est un bain de pied chaud simple auquel on ajoute de la *farine de moutarde* ou encore de la farine de moutarde (une ou deux poignées) et du sel marin (une ou deux poignées). Dans ce cas, l'eau doit avoir une température peu élevée, parce que l'eau trop chaude décomposerait la farine de moutarde et ferait disparaître son principe actif.

Voilà pourquoi, dans un bain de pieds trop chaud, la farine de moutarde n'agit plus.

Enfin, on donne encore des *bains de pieds émollients* faits avec de l'eau de son, de racines de guimauve, etc., pour combattre certaines inflammations des pieds. La température de l'eau ne doit pas dépasser 40 degrés. Leur *durée* est prolongée suivant les indications du médecin.

Des douches.

On donne le nom de *douche* à la *projection* sur le corps ou sur une partie du corps, d'eau chaude, tiède ou froide, à l'aide d'*appareils spéciaux*.

Les *douches* sont l'instrument nécessaire du traitement hydrothérapique excitant, de celui qui a pour but la *réaction*. Lorsqu'on place le corps sous une douche froide, l'on éprouve au contact de l'eau une sensation de froid plus ou moins vive, accompagnée de chair de poule, de pâleur de la peau et d'une sensation de suffocation. Au bout d'un temps variable suivant les individus (de 5 à 40 secondes, a écrit le docteur L. Fleury), tous ces phénomènes disparaissent et sont remplacés par une sensation de chaleur ; la peau rougit, la respiration devient large, facile, et si alors on arrête la douche, ce mouvement de *réaction* se continue, la température du corps s'élève, la *circulation capillaire* de la périphérie ou surface du corps devient très-active, toutes les fonctions s'accomplissent avec plus de facilité, d'énergie, et l'on ressent un bien-être, une force, une liberté de mouvement, une agilité, une souplesse extrêmement remarquables.

Si nous sommes entrés dans ces détails, c'est pour que les infirmières soient bien renseignées sur les effets des douches au sujet desquelles il y a encore tant de préjugés. Elles ne doivent pas oublier non plus que, *à moins d'indication formelle* de la part du médecin, les douches doivent être courtes (UNE MINUTE). *Une douche trop courte n'a jamais d'inconvénient; une douche trop longue est toujours dangereuse.* (L. Fleury.)

Souvent la douche n'est pas tolérée du premier coup. Alors, il faut y préparer le malade par des *affusions*, des *lotions*, des *frictions en drap mouillé*. Ces dernières se font avec un drap mouillé fortement tordu. En général, *on doit commencer* par des douches de 10 à 15 secondes, afin d'habituer le malade. Dans le but d'éviter les accès de suffocation qui surviennent chez quelques malades, pendant ou après la douche, l'infirmière fera prendre, *avant la douche*, un bain de pieds chaud.

Les *douches* sont *générales* ou *locales*.

I. DOUCHES GÉNÉRALES. — Elles comprennent les variétés suivantes : *Douche en pluie, douche en colonne, douche en lames concentriques, douche en nappe, douche en cercles, douche en jet.*

1° *Douche en pluie.* — On se sert, pour la douche en pluie verticale, d'une pomme d'arrosoir placée à 2 ou 3 mètres au-dessus du sol sur lequel repose la malade. C'est par les trous de cette pomme d'arrosoir que s'échappe l'eau. A cette pomme est adapté un robinet que fait fonctionner un système de bras de levier, muni d'une corde à la portée de l'infirmière. Dès que le robinet est ouvert, l'eau tombe comme une forte pluie et enveloppe entièrement la malade dont la tête, à moins d'avis spécial du médecin, doit être recouverte d'un bonnet.

On doit recommander à la malade de respirer largement, profondément, de se frictionner légèrement la poitrine avec la main droite, la main gauche étant appuyée sur une barre d'appui. La tête doit être légèrement fléchie.

2° *Douche en jet vertical* ou *douche en colonne*. — Au lieu d'une pomme d'arrosoir, on se sert d'un tube ou tuyau dont le diamètre est de 2 à 2 centimètres et demi.

3° *Douche verticale en lames concentriques.* — C'est une pomme d'arrosoir dont le diamètre est de 30 centimètres, et sur laquelle les trous sont remplacés par deux fissures concentriques d'un millimètre d'ouverture.

4° *Douche mobile en jet.* — L'appareil est fait de la façon suivante : Sur la conduite qui amène l'eau dans la salle, on adapte, au moyen d'un robinet, un tube mobile en caoutchouc qui se termine par un ajutage en laiton et d'habitude en forme de lance. Cet ajutage est mobile ; aussi peut-on, à l'aide de différents embouts, donner à la douche mobile les formes de *colonne*, d'*arrosoir*, d'*éventails,* etc.

La *forme* généralement *usitée* est la douche mobile en jet horizontal, administrée avec un embout dont l'ouverture a un diamètre de 13 à 18 millimètres.

Voici comment on administre la douche mobile en jet : la malade est placée à 2 mètres environ de l'infirmière. Celle-ci arrose très-rapidement la partie postérieure du tronc, *en ayant soin de briser le jet* avec le doigt ou avec une poignée spéciale, de manière à éviter de percuter (de frapper) trop vigoureusement la colonne vertébrale. Puis, l'infirmière continue l'opération en dirigeant la colonne d'eau sur les membres. Lorsque toute la partie postérieure du corps a été mouillée convenablement, la malade se retourne et l'on arrose la partie antérieure, en atténuant toujours la percussion sur la poitrine et le ventre. Le jet est ensuite promené sur tous les membres et *l'on termine l'opération en douchant très-vivement les pieds.*

Douche en cercles ou en poussière. — L'appareil *se compose* d'une série de cerceaux creux en cuivre, superposés horizontalement et maintenus parallèlement distants les uns des autres d'environ 15 centimètres. Ces cerceaux diminuent sensiblement de diamètre à mesure qu'ils se rapprochent du sol ; en d'autres termes, les cerceaux d'en haut sont plus grands que ceux d'en bas. Ils sont incomplets et laissent en avant une ouverture par laquelle la malade pénètre. Ils sont, en outre, percés sur leur face concentrique, c'est-à-dire celle qui regarde vers le milieu de l'appareil, de deux rangées de petits trous ayant un demi-millimètre de diamètre. Un robinet spécial rend chacun de ces cerceaux indépendant.

A 2 mètres 20 environ au-dessus du sol se trouve une pomme d'arrosoir également rendue indépendante par un robinet.

Lorsqu'il s'agit *d'administrer la douche en cercles*, l'on ouvre, suivant la taille du sujet, suivant les indications, tous les cerceaux ou seulement quelques-uns d'entre eux ; — l'on ouvre ou l'on ferme le robinet de la pomme d'arrosoir ; — l'on place la malade entre les cerceaux, la face tournée en avant; — puis, on recommande à la malade de tourner doucement sur elle-même, afin de mouiller également toute la surface de la peau.

La douche en cercles doit toujours être de *courte durée*; elle doit être immédiatement suivie d'exercices qui favorisent la réaction. Il est des malades qui ne peuvent la supporter que durant quelques secondes : *il faut donc procéder avec précaution*.

La douche générale qui se donne le plus fréquemment c'est la *douche en pluie et en jet simultanés*. Voici comment l'infirmière doit procéder :

La malade, tournant le dos à l'infirmière, reçoit simultanément, c'est-à-dire en même temps, la *douche en pluie* et la *douche mobile en jet* ou *en lame*, promenée sur toute la face postérieure du corps. Au bout de 15 à 30 secondes, la douche en pluie est arrêtée, et la douche mobile est continuée pendant 15 autres secondes. Alors, la malade se retourne, fait face à l'infirmière et reçoit la douche mobile pendant 15 secondes encore : la *durée totale* de la douche générale en pluie et en jet est ordinairement d'une minute.

« En général, a écrit L. Fleury, les malades préfèrent, au bout de quelques jours, se placer sous la douche en pluie préalablement ouverte; d'autres préfèrent que la douche ne soit ouverte qu'après qu'ils se sont mis *en position*. Il n'y a aucun inconvénient à satisfaire le goût des uns et des autres.

« Il est des malades auxquels la douche fait éprouver, pendant un certain temps, une très-vive suffocation. L'on diminue la violence du phénomène en faisant précéder la douche d'une *friction* faite sur la poitrine en avant et en arrière, avec les mains trempées à plusieurs reprises dans l'eau. »

Il est d'autres malades chez lesquels la douche détermine une violente douleur de tête, *frontale* ou *occipitale;* elle est quelquefois très-intense, se prolonge pendant plusieurs heures ou jusqu'au lendemain. Quand les malades, bien conseillées, persistent à suivre le traitement par les douches, il est très-rare que cette douleur ne disparaisse pas. Quoi qu'il en soit, il faut combattre cette douleur par une *lotion froide* pratiquée sur la tête *avant la douche*. Enfin, si cette lotion est insuffisante, si, malgré elle, la douleur ne disparaît pas, « il faut ne faire usage que de la *douche mobile*, en commençant par les extrémités infé-rieures ; parfois même, il faut que la douche ne dépasse point la ceinture et qu'elle soit très-courte. »

Un mot, maintenant, des précautions à prendre *avant* et *après* la douche.

Avant la douche. — Il ne faut pas que la malade soit refroidie avant la douche. « De là, dit Fleury, l'obligation de maintenir constamment, en toute saison, une température de 15 à 16 de-grés centigrades dans le vestiaire et dans la salle de douches ; mais cette précaution ne suffit pas, il faut, lorsque la température atmosphérique n'est pas suffisamment élevée, que la douche soit précédée d'un exercice musculaire, d'une promenade, etc. » Et, lors même que cet exer-cice, cette promenade auraient amené un peu de

moiteur, même une sueur légère, il n'y a pas
d'inconvénient à prendre la douche en pluie et
en jet, *en suivant le procédé que nous avons
indiqué.*

Après la douche, les malades doivent être vivement essuyées avec une alèze de toile sèche,
peu ou non chauffée. Cela fait, il faut qu'elles se
rhabillent *très-promptement* et qu'elles se livrent
à une marche plus ou moins rapide, plus ou
moins prolongée suivant les conditions indivi-
duelles, dues à la maladie ou suivant les circonstances atmosphériques.

« Il faut que la promenade ait lieu en plein air
même lorsqu'il fait très-froid ou qu'il pleut;
dans ce dernier cas, elle peut être faite avec avantage dans un *promenoir couvert,* c'est-à-dire
abrité par un toit et fermé sur l'un ou plusieurs
de ses côtés. » Il faut que la promenade soit assez
active, assez longue, non-seulement pour provo-
quer la réaction, mais encore pour rendre celle-
ci complète et durable; souvent, les malades
n'ayant plus froid rentrent dans les salles, s'as-
soient, restent tranquilles même auprès du calo-
rifère et bientôt il s'opère une *concentration
secondaire,* qui détermine du frisson, une sensation de froid intérieur fort difficiles à faire disparaître. *Il est bon que l'exercice soit poussé*

jusqu'à l'apparition d'une légère moiteur de la peau.

II. Douches partielles ou locales. — Les *douches locales* ou *partielles* sont celles qui s'appliquent à une région déterminée du corps. Les plus employées sont: la *douche céphalique*, la *douche hépatique*, la *douche splénique*, la *douche épigastrique*, la *douche hypogastrique*, la *douche vaginale*, la *douche utérine*, la *douche périnéale*, la *douche hémorrhoïdale*, la *douche ascendante*, la *douche oculaire* et la *douche auriculaire*.

1° *Douche céphalique.* — Ordinairement la tête est recouverte par une serviette pliée en quatre et très-mouillée. Aux femmes, qui ont une chevelure très-abondante, l'on place la serviette sur un bonnet en taffetas gommé, dont la tête a été préalablement coiffée. Parfois, il est nécessaire que la tête soit douchée nue quelle que soit l'abondance des cheveux. C'est au médecin seul qu'il appartient de préciser ces conditions auxquelles l'infirmière a le strict devoir de se conformer. — La *tête* peut recevoir la *douche en pluie*, et la *douche en lames verticales*, la *douche mobile en éventail*.

2° *Douche hépatique*, c'est-à-dire sur la *région du foie*. — La malade fait face à l'infirmière, en obliquant un peu le corps vers la gauche, et en portant le bras droit sur la tête. *En haut*, la douche ne doit pas remonter au-dessus du mamelon droit ; *en bas*, elle a pour limites celles du foie lui-même, *déterminées par le médecin et fixées avec le crayon de nitrate d'argent.*

3° *Douche splénique*, c'est-à-dire sur la *région de la rate*. — La malade présente le flanc *gauche* à l'infirmière, en portant la main gauche sur la tête. Les limites doivent être indiquées par le médecin et fixées par le crayon de nitrate d'argent.

Les *douches splénique et hépatique* sont administrées avec la *douche mobile*. C'est le médecin qui fixe la durée de la douche, la *forme*, à savoir si elle doit être *en jet, en arrosoir*, ou *en éventail*, si elle doit être *chaude, tiède* ou *froide*.

4° *Douche épigastrique*, c'est-à-dire sur le *creux de l'estomac*. — La malade se place debout en face de l'infirmière. La percussion (ou le choc) de la douche épigastrique doit être légère.

5° *Douche hypogastrique,* c'est-à-dire sur le *bas-ventre.* — Elle peut être administrée, la malade étant debout avec la douche mobile en jet mitigé, c'est-à-dire élargi avec le doigt, mais souvent il est nécessaire que la malade soit assise, afin que l'eau frappe plus directement et moins obliquement la région hypogastrique. Dans ce cas, il faut avoir recours à la *douche mobile en éventail.*

6° *Douches articulaires ou sur les articulations.* — Elles doivent être sans cesse modifiées suivant les indications qui seront précisées par le médecin.

7° *Douches vaginale et utérine.* — Pour les administrer, on se sert d'un *bain de siége.* Assise sur un petit escabeau, les jambes écartées, la malade introduit elle-même la canule dans le vagin, tandis que l'infirmière ouvre le robinet qui donne passage à l'eau. Pendant cette opération, dont la durée est d'une minute environ, on fait prendre en même temps un bain de siége à eau courante.

8° *Douche périnéale.* — Pour prendre cette douche, la malade se place sur un escabeau, au fond de la baignoire spéciale, dite *bain de siége*. Elle écarte les jambes de telle sorte que la région périnéale soit exposée à l'ouverture du jet. — *Durée*, une minute.

9° *Douche hémorrhoïdale.* — Pour installer cette espèce de douche, on pratique, au centre même du bain de siége, une ouverture sur laquelle on visse un tube en métal qui communique par sa partie inférieure avec le tuyau d'alimentation et dont la partie supérieure présente une petite pomme d'arrosoir percée de trous, par où passent de petits jets d'eau à direction perpendiculaire. Pour prendre cette douche, la malade est placée sur un siége ouvert en haut et en bas, de manière à laisser arriver le jet sur la région anale.

10° *Douche ascendante.* — C'est un lavement à forte pression.

11° *Douches oculaires* et *auriculaires.* — Elles s'emploient avec des appareils spéciaux et suivant des indications formulées par le médecin. Quelquefois, on se sert de l'irrigateur.

Pour terminer ce chapitre, nous dirons quelques mots des variétés de *douches chaudes* et de la *piscine*.

Douches chaudes. — Les douches chaudes simples sont données dans les mêmes appareils et suivant les mêmes procédés que les douches froides. La température de l'eau varie entre 30°, 40° et 45°.

Douche écossaise. — Elle consiste dans l'application d'une douche chaude qui, commencée à 30° environ et portée progressivement à 40°, 45° et même 50°, est immédiatement suivie d'une courte application d'eau froide.

Douche alternative. — Elle consiste à faire succéder plusieurs fois de suite, et pendant un temps égal alternativement une *douche chaude* et une *douche froide*.

Piscine. — On appelle ainsi, un grand bassin creusé dans le sol de la *salle d'hydrothérapie*, construite en maçonnerie et munie, à sa partie supérieure, de deux ouvertures : l'une pour l'arrivée de l'eau, l'autre pour la sortie de l'excédant. — L'eau de la piscine oscille ordinairement entre 8 et 15°. Les malades y restent plongées durant un temps qui varie de 15 secondes à 4 minutes.

La piscine est d'habitude *à eau dormante froide;* elle peut être à *eau courante froide* ou *tempérée*.

Des topiques à l'état de gaz ou de vapeur.

Fumigations.

Certaines substances, telles que le *cinabre*, le *chlore*, ou plutôt le *chlorure de chaux*, exhalent des odeurs qui témoignent que ces substances se vaporisent. On peut employer ces substances vaporisées dans le traitement de certaines maladies ; c'est ainsi qu'on utilise le cinabre contre la vermine, en plongeant les malades dans un air chargé des vapeurs de cette substance. Pour le chlore, il agit comme désinfectant, et les vapeurs qui s'en dégagent corrigent les mauvaises odeurs produites par la putréfaction.

L'opération qui consiste à agir ainsi sur la surface du corps par l'intermédiaire d'un *gaz*, s'appelle une *fumigation*. Mais les fumigations sont données le plus souvent dans des conditions différentes de celles où une substance solide, comme le chlore ou le cinabre, se vaporise. En effet, quand on veut employer un médicament qui ne dégage pas de gaz ou de vapeurs à l'état naturel, on se sert d'un liquide dans lequel a été préalablement dissous le médicament voulu ; on fait bouillir ce liquide, et la vapeur qui s'en dégage va exercer son action sur la peau ou sur les autres parties malades, comme si c'était le médiment lui-même qui se vaporisât. Le liquide dans lequel on dissout le médicament est tantôt de l'*eau*, tantôt de l'*alcool*, tantôt de l'*éther*. D'ailleurs, la composition de ce médicament ne regarde que le médecin.

Pour donner une fumigation, on place dans une boîte de bois bien fermée et construite pour cet usage spécial, le membre sur lequel on veut faire agir le médicament. Par un conduit qui communique avec l'intérieur de la boîte, la vapeur provenant du vase renfermant le liquide en ébullition, pénétre dans l'espace fermé où est enfermé le membre. La *durée de la fumigation* varie suivant les circonstances. C'est encore un renseignement que le médecin devra fournir.

Lorsque la fumigation est destinée à une partie du corps qu'on ne peut pas enfermer dans un appareil de petites dimensions, le dos par exemple, la poitrine ou le ventre, on se sert de grandes boîtes, dans lesquelles le corps peut pénétrer tout entier. Dans ces sortes de caisses ou de stalles fermées de toutes parts se trouve généralement un siége sur lequel le malade peut s'asseoir pendant tout le temps que dure l'opération. Il faut dire, toutefois, que le couvercle de cette boîte est percé d'un large trou par lequel le malade laisse passer sa tête, attendu que *les vapeurs pourraient irriter les yeux*, le *nez*, la *gorge*, les *bronches*. S'il reste un peu d'espace entre le cou du malade et les bords de l'orifice, il faut oblitérer toutes les communications qui permettraient aux vapeurs de s'échapper vers le visage. Il suffit pour cela d'entourer le cou avec une large serviette ou même un petit drap formant ainsi comme une cravate épaisse.

Lorsque, au lieu de donner une fumigation, on n'a à faire agir sur le corps que la vapeur d'eau pure et simple, la tête n'a rien à redouter ; il s'agit alors d'un *bain de vapeur*. Nous ne nous occuperons ici que des bains de vapeur qu'on donne aux malades dans leur lit. L'*appareil* se compose d'un vase métallique dans lequel on fait bouillir de l'eau au moyen d'une *lampe à alcool*. Un tube conduit la vapeur entre les deux draps. Le malade devra être bien soigneusement bordé de tous les côtés ; le *temps que durera ce bain de vapeur* variera selon les cas, c'est-à-dire selon la prescription du médecin. Lorsque l'opération est terminée, il faut prendre toutes les *précautions* possibles pour éviter les refroidissements. Le mieux est de placer immédiatement le malade dans un lit voisin bassiné. Pour ce qui concerne les *bains* ou les *douches de vapeur* dans les établissements de bains attachés aux hôpitaux, il en sera question plus loin..

Pulvérisation.

Au lieu de vaporiser l'eau ou les autres liquides employés comme médicaments, en les faisant bouillir, on se sert bien souvent aujourd'hui d'appareils désignés sous le nom d'*appareils pulvérisateurs*, c'est-à-dire destinés à réduire en poussière les liquides qui doivent agir comme topiques. L'*acide phénique*, par exemple, est réduit en vapeur, dans les procédés du *pansement de Lister*, au moyen d'un instrument qu'on appelle *pulvérisateur de Richardson*, et qui, en même temps qu'il pulvérise ce liquide, le projette à l'état de poussière liquide, avec une certaine intensité, sur les parties que l'on vise.

Les autres liquides dont on se sert pour le même usage ou par le même procédé, sont assez peu nombreux ; les plus employés sont l'*alcool*, le *chloroforme*, et surtout l'*éther*. Ces deux derniers doivent toujours être maniés avec certaines précautions. En effet, non-seulement ils peuvent déterminer des empoisonnements, mais ils se vaporisent avec une grande rapidité, *et leurs vapeurs s'enflamment avec explosion au contact des flammes de lampes ou de bougies.* On devra, par conséquent, *ne laisser jamais débouchés les flacons* qui renferment ces liquides, et se tenir à distance lorsqu'on tiendra une lumière et qu'un médecin ou une infirmière se serviront de ces médicaments.

Applications locales de l'éther et du chloroforme.

L'*éther* et le *chloroforme* servent comme topiques liquides ; on imbibe des compresses de ces médicaments et on les applique sur les parties malades ; mais comme nous avons vu qu'ils s'évaporaient très-vite, ils agissent à partir du moment de leur application, bien plus comme *topiques gazeux* que comme topiques liquides.

On emploie le chloroforme et l'éther comme topiques, de la façon suivante : on imbibe d'un peu d'eau la partie centrale d'une compresse, puis on verse sur la partie imbibée d'eau une demi-cuillerée à café ou une cuillerée à café de chloroforme ou d'éther, et on applique aussitôt la compresse ainsi préparée sur la région malade. On maintient la compresse à l'aide d'une bande ou d'un bandage appropriés. Il est souvent besoin de renouveler ces compresses à plusieurs reprises. Il est bon de mettre d'abord une petite quantité du médicament parce que, chez certaines personnes, le chloroforme produit très-facilement une trop vive irritation de la peau. — Les *compresses de chloroforme* ou d'*éther* sont surtout employées pour combattre la douleur.

Bains et douches de vapeur.

Au lieu de donner un bain de vapeur, la malade étant au lit, on peut les faire prendre dans des chambres spéciales connues sous le nom d'*étuves*.

Les *étuves* sont des salles bien closes, plus ou moins vastes, selon l'importance de l'hôpital, où se trouvent des gradins en amphithéâtre, et dans lesquelles vient déboucher un large tuyau qui projette la vapeur par une multitude de petits trous. La vapeur se portant naturellement vers la partie supérieure de la salle, il s'en suit que les gradins les plus élevés sont ceux où existe la plus chaude température; il faut donc recommander aux malades de se placer en commençant sur les gradins inférieurs et de monter progressivement jusqu'en haut.

La *température* de l'étuve varie de 36° à 75°; le plus souvent, elle est de 45°. La première impression qu'on éprouve, en entrant dans cette atmosphère, est celle d'une chaleur difficile à supporter; mais, peu à peu, cette impression s'efface et, au bout de quelques minutes, tout sentiment de malaise a disparu, la respiration devient libre et régulière; la tête, d'abord congestionnée, se dégage, la sueur commence à perler et finit par recouvrir toute la surface du corps.

La *durée* du bain de vapeur varie de quelques minutes à une demi-heure. Elle ne doit jamais dépasser trois quarts d'heure. C'est le médecin qui fixe cette durée pour chaque cas particulier.

A la *sortie du bain*, il faut envelopper la malade dans une couverture de laine et la laisser reposer soit sur un banc spécial, soit sur un lit, placés dans une salle voisine convenablement chauffée.

L'infirmière doit prendre les *précautions* suivantes : Veiller à ce que la température ne dépasse pas le degré voulu (en général 45°); — examiner les malades afin de faire sortir celles qui se trouveraient gênées; — elle doit surtout éloigner avec soin les malades, principalement les enfants, du voisinage des jets de vapeur.

Les *douches de vapeur* consistent en un jet de vapeur projeté avec force par un tube flexible en caoutchouc, qui part d'un réservoir où l'eau est en ébullition. La douche de vapeur est *simple*, si elle consiste en vapeur d'eau ; — elle est *médicamenteuse*, si l'eau en ébullition contient des substances médicamenteuses.

Des Bandages.

Définition. — On donne le nom de *bandage* à l'arrangement méthodique d'une ou de plusieurs pièces de pansement sur une partie du corps, soit pour maintenir un topique exactement appliqué, soit pour exercer une compression, etc., etc.

S'il entre dans la composition du bandage plusieurs pièces de pansement, on a un *bandage composé;* dans le cas contraire, le *bandage* est *simple.*

La bande qu'on met autour du pied, après une entorse, constitue un *bandage simple.* Si, avant de la placer, on a dû entourer le pied de compresses ou de ouate, on a fait un *bandage composé.*

Application des bandes. — Nous avons déjà vu comment on roule une bande, à un ou à deux globes ; il nous reste à exposer la manière d'appliquer les bandes. Nous insisterons à dessein sur ce point : la bande est l'élément essentiel de la plupart des bandages. La manière d'appliquer une bande une fois bien comprise, ce qui nous reste à dire des bandages sera facilement saisi.

Bande à un globe. — Pour l'appliquer, la main droite prend le globe à pleine main, ou par ses deux bouts entre le pouce et le médius; la main gauche saisit le chef initial (bout, commencement de la bande) entre le pouce et l'index, et l'applique sur un point de la circonférence de la partie à recouvrir. Ceci fait, la main droite contourne la partie qui doit recevoir la bande en passant au-dessous, revient au-dessus en ramenant le globe sur le point où a commencé l'application et où le pouce gauche maintient encore le chef initial. On serre en retirant son pouce, et l'on a fait ainsi un premier *tour* ou *circulaire*. Il faut avoir bien soin de faire plusieurs circulaires pour fixer le chef initial; sans cette précaution ce chef glisserait et le bandage se relâcherait.

On continue l'application de la bande de la même manière, en faisant attention à ce que chaque *tour* recouvre en partie le *tour* précédent, de telle sorte que le bandage forme un tout continu.

Il ne faut dérouler la bande qu'au fur et à mesure qu'on l'applique, et on doit toujours la maintenir bien tendue pour que le bandage ne se relâche pas pendant qu'on l'applique. Si l'on est obligé de faire passer le globe d'une main dans l'autre, ce qui est fréquent, on prendra bien garde de le lâcher, car la bande se déroulerait et tout serait à recommencer.

Lorsque le globe est épuisé, on arrête la bande, en fixant le chef terminal soit avec une épingle dont la pointe sera soigneusement cachée, soit, ce qui est préférable, par un point de couture, un lien, ou encore en fendant la partie terminale de la bande sur une longueur de 20 centimètres environ en deux lanières, que l'on écarte pour entourer le membre et qu'on noue ensuite au-dessus du dernier tour.

Des renversés. — Lorsqu'on doit recouvrir de *tours ou jets* de bande une partie dont le volume varie dans sa longueur (le mollet, l'avant-bras, qui vont en grossissant de bas en haut), la bande presse inégalement et forme des *godets*, qu'il faut éviter avec le plus grand soin. Pour cela, on *renverse* obliquement la bande, en pliant sur elle-même la face externe de la partie la plus saillante vers celle qui l'est le moins. Avant de commencer le pli, on applique un ou deux doigts de la main gauche sur la bande, afin d'empêcher le bandage de se relâcher. Le renversé ainsi terminé, on tire sur la bande pour le serrer, puis on en fait un autre ou plusieurs autres, si le volume toujours croissant ou toujours diminuant de la partie l'exige.

Bande à deux globes. — Pour l'appliquer, on prend un globe de chaque main et on met le plein de la bande sur la partie où le bandage doit être appliqué. On déroule alors les deux globes en même temps, en les conduisant autour de la partie à recouvrir, de façon à ce qu'ils aillent se croiser sur le point opposé à celui par lequel on a commencé le bandage. Là, on les entrecroise en les faisant changer de main, et en évitant, au moyen d'un renversé du supérieur sur l'inférieur, les plis déterminés par l'entrecroisement. On revient au point de départ : là, nouvel entrecroisement ; puis on retourne en arrière, et ainsi de suite jusqu'à l'épuisement d'un ou des deux globes. Comme il est rare que les globes soient tout à fait égaux, la partie de la bande qui reste après l'épuisement d'un des globes sert à fixer le bandage par un ou deux circulaires.

Que l'infirmière relise attentivement et à plusieurs reprises ce que nous venons d'écrire, touchant l'application des bandes ; qu'elle s'en pénêtre ; qu'elle s'exerce à le bien faire. Le bandage le plus compliqué n'est qu'un jeu, pour qui sait bien appliquer une bande.

RÈGLES GÉNÉRALES.

1° *Pour bien appliquer un bandage* il faut placer le malade dans la position la plus commode pour lui et pour l'opérateur ;

2° Réunir et avoir à la portée de la main, avant de commencer, les différents objets dont on aura besoin (pièces de pansement, épingles, liens, etc., etc.) ;

3° Recourir, s'il en est besoin, à l'aide d'une autre infirmière pour maintenir le corps ou le membre du malade ;

4° Serrer le bandage convenablement, plus ou moins, suivant le but qu'on se propose ; — il est évident qu'un bandage destiné à maintenir un plumasseau de charpie sur un ulcère de la jambe, doit être moins serré qu'un bandage d'entorse. *Trop lâche*, le bandage glisserait et se déplacerait ; *trop serré*, il pourrait déterminer des accidents fort graves, douleur et même gangrène.

5° *Appliquer toujours les bandages de bas en haut*, c'est-à-dire de l'extrémité d'un membre

bre vers sa racine. Si le bandage était appliqué de haut en bas, il déterminerait l'engorgement des parties situées au-dessous, en empêchant la circulation, ainsi que fait une jarretière trop serrée ;

6° Quand un bandage est appliqué, non pour maintenir un topique sur une partie malade, mais pour exercer une compression (*bandage compressif*), il est de la plus grande importance de ne laisser entre les tours de bandes (*circulaires* ou *doloirs*) aucun point de la surface des téguments qui ne soit complétement recouvert, sous peine de déterminer des étranglements partiels douloureux et nuisibles ;

7° Eviter, en appliquant les bandages, les mouvements trop brusques qui pourraient ébranler la partie malade et occasionner de vives douleurs ;

8° Un bandage une fois fini, interroger le malade. — Un bandage bien fait est toujours suivi, à bref délai, d'un soulagement notable. — *Si le malade se plaignait d'un redoublement de douleurs*, défaire le bandage et le recommencer.

Bandages simples

Rappelons, avant de commencer leur description, qu'on donne le nom de *bandages simples* aux bandages faits avec une seule pièce de pansement, bande ou pièce de linge.

Suivant la direction que l'on donne aux tours de la bande, on a les *bandages circulaires, obliques spiraux, croisés en 8 de chiffre, noués*, qui forment autant de variétés.

Si au lieu d'une bande on se sert d'une pièce de linge, on a le *bandage plein*, autre variété des bandages simples.

Bandages circulaires

Ils forment autour des membres ou des segments de membres, etc., sur lesquels on les applique, des tours ou circulaires horizontaux qui se recouvrent à peu près complétement. Ils servent en général à maintenir des topiques sur un point du corps. — Ils doivent être médiocrement serrés.

Quand on a compris et retenu ce que nous avons dit de la manière d'appliquer les bandes, on sait faire tous les bandages circulaires.

Il faut toujours proportionner la longueur et la largeur de la bande au volume de la partie à recouvrir:

Nous nous contenterons de citer les plus communs des bandages circulaires, en indiquant pour chacun la longueur de la bande qu'on devra employer, et son usage.

Circulaire du front et des yeux. — Bande de deux ou trois mètres. Il sert à maintenir des topiques sur le front, les yeux, les tempes ; il sert encore à maintenir un bandeau flottant, destiné à préserver du contact de la lumière un œil malade. On applique le commencement de la bande et on décrit des circulaires horizontaux autour de la tête.

Circulaire du cou. — Bande d'un à deux mètres, — sert à maintenir les topiques sur le cou. — Ce bandage ne doit pas être trop serré, car il gênerait la circulation et la respiration.

Circulaire de la poitrine et de l'abdomen. — Rarement employé ; on le remplace par un *bandage de corps* (voir plus loin).

Circulaire d'un doigt. — Bande de trente à cinquante centimètres et large de 2 centimètres.

Circulaire de l'avant-bras et du bras. — Bande d'un ou deux mètres. — On fera des renversés en montant l'avant-bras.

Circulaire de la jambe ou de la cuisse. — Bande de deux à trois mètres.

Bandages obliques

Ils ne diffèrent des bandages circulaires que par la direction oblique des circonvolutions ou tours. Ils ne sont employés que pour maintenir des topiques sur le cou ou dans l'aisselle.

Si le topique doit être maintenu sur le côté droit du cou, on place là le commencement de la bande que l'on conduit sous l'aisselle du côté opposé, pour revenir au point de départ en passant par le dos ; et ainsi de suite jusqu'à l'épuisement de la bande qui doit être assez longue, cinq à six mètres environ.

Bandages spiraux

Le *bandage spiral* est celui dont les tours ou circonvolutions reproduisent la figure d'un pas de vis, d'une spirale. Chaque circonvolution a reçu le nom de *doloire*.

Suivant que les circonvolutions se touchent seulement par leurs bords, ou se recouvrent à moitié, ou sont écartées les unes des autres, le bandage spiral est dit *continu* dans le premier cas ; *imbriqué* dans le second ; *écarté* dans le troisième.

Si ce bandage spiral doit maintenir un topique, on fera un spiral écarté ou continu. Mais si l'on veut exercer une compression, on devra employer le bandage spiral imbriqué. Le bandage spiral compressif se fait à nu ou sur la peau recouverte d'une couche de ouate.

Un bandage spiral doit toujours être commencé et terminé par quelques tours circulaires qui en assurent la solidité nécessaire. C'est surtout aux membres que l'on applique les bandages spiraux; nous n'en décrirons que quelques-uns.

Spiral d'un doigt. — Bande d'un mètre de long sur deux centimètres de large. On fait deux circulaires autour du poignet, puis on conduit la bande sur le dos de la main jusqu'à la base du doigt malade, dont on gagne l'extrémité par un spiral écarté. Là, on décrit deux ou trois circulaires, puis on descend à la base du doigt par un spiral imbriqué et l'on retourne au poignet où l'on termine le bandage par des circulaires.

Spiral de tous les doigts ou gantelet. — Se fait comme le précédent avec une bande de 10 à 12 mètres. Peu employé.

Spiral de la main. — Commence par deux circulaires autour de la racine des doigts, on fait des renversés et on termine par des circulaires autour du poignet.

Spiral de l'avant-bras. — Commence par deux circulaires autour du poignet, monte l'avant-bras en décrivant des spiraux et en faisant des renversés imbriqués (qui se recouvrent à moitié) et se termine par des circulaires au pli du bras.

Faites de même pour le *spiral du coude* et le *spiral du bras*, en remontant plus haut.

Au membre inférieur nous avons les mêmes *bandages spiraux;* nous ne décrirons que le spiral du pied.

Spiral du pied. — Commencer par deux circulaires autour de la base des orteils, monter jusqu'au cou-de-pied par des spiraux imbriqués et renversés de haut en bas, puis terminer par quelques circulaires autour du bas de la jambe.

Pour les *spiraux de la jambe*, du *genou*, de la *cuisse*, faites comme pour les parties correspondantes du membre supérieur.

Bandage roulé de tout un membre. — Se fait en appliquant successivement et de l'extrémité du membre vers sa racine les bandages spiraux que nous venons de décrire; il doit être serré méthodiquement et assez fort.

Bandages croisés ou en huit de chiffres

Les bandages croisés sont ceux qui, par l'entrecroisement de la bande, figurent un huit de chiffre.

Prenons comme exemple le *bandage croisé de l'aine* ou *spica de l'aine*. Il commence par deux circulaires autour du bassin, puis on conduit la bande en passant sur l'aine vers la partie interne de la cuisse, au-dessous de laquelle on passe. Arrivé à la partie externe de la cuisse, on remonte sur l'aine et, de là, autour du bassin en croisant obliquement le premier jet. Ainsi de suite jusqu'à épuisement de la bande.

On a bien ainsi un huit de chiffre dont un des anneaux entoure le bassin, l'autre la cuisse; les tours de bande viennent se croiser sur l'aine où ils pourront maintenir solidement un topique.

Le *croisé des aines* ou *spica double* se fait de la même manière, en commençant par des circulaires autour du bassin; puis on passe alternativement sous chaque cuisse en revenant au bassin après chaque tour de bande.

Ces bandages croisés ou en huit sont des plus faciles. Il suffit d'en avoir bien compris un pour

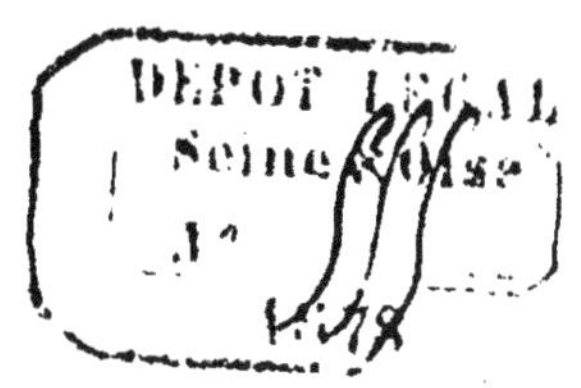

pouvoir faire tous les autres. Citons les principaux.

Huit du coude ou *bandage de la saignée.*—Une des anses embrasse le bras, l'autre l'avant-bras, et les tours de bande viennent se croiser en avant du pli du coude où ils maintiennent le pansement appliqué sur la plaie veineuse.

Huit du poignet et du pouce. Spica du pouce. Un des anneaux embrasse le poignet, l'autre le pouce; les croisés se font sur le dos du pouce.

Huit du poignet et de la main. — Un des anneaux embrasse le poignet, l'autre la main; les croisés se font sur le dos de la main ou dans la paume, suivant qu'il est nécessaire de maintenir un pansement sur le dos ou dans la paume de la main.

Huit du genou.— Un anneau embrasse la partie inférieure de la cuisse, l'autre la partie supérieure de la jambe; les croisés se font sur la rotule ou dans le creux du jarret, suivant les cas.

Croisé ou huit du cou-de-pied. — Bandage de l'étrier. — Un des anneaux embrasse la jambe au-dessus des malléoles, l'autre entoure la plante et le dos du pied; les croisés se font au-devant de l'articulation. — Pour maintenir les pièces d'appareil, soit dans l'aisselle, soit sur l'épaule, on fait le *croisé du cou et de l'aisselle,* dont un des an neaux embrasse le cou et l'autre l'aisselle, les croisés se faisant sur la partie supérieure de l'épaule. Pour maintenir un pansement autour de l'épaule, on fera un *Huit d'une épaule et de l'aisselle du côté opposé.*

Huit d'une épaule et de l'aisselle du côté opposé.— On commence par deux circulaires autour du bras malade; un des anneaux embrasse la poitrine d'une aisselle à l'épaule du côté opposé, l'autre la même épaule et l'aisselle correspondante; les croisés se font sur l'épaule malade.

Toutes les fois que l'on conduit une bande dans une aisselle, il est bon de la garnir de charpie brute ou de ouate, pour rendre le bandage plus solide et plus facilement supportable.

Huit des épaules. —Chaque anse embrasse une des épaules, et les croisés se font à la partie antérieure ou à la partie postérieure de la poitrine.

Croisé d'une mamelle. — Pour maintenir sur une mamelle un cataplasme ou un pansement, ou simplement pour la soutenir, on fait un huit, dont un des anneaux embrasse la poitrine au-dessous de la mamelle, tandis que l'autre monte sur la partie malade et le côté opposé du cou.

Croisé du cou et de la tête. — Un des anneaux entoure la tête, l'autre le cou, et les croisés se font sur la nuque.

Croisé d'un œil, monocle. — Faites deux ou trois circulaires de la tête, puis arrivé à la nuque, passez sous l'oreille du côté malade, sur la joue du même côté et sur l'œil malade; vous voilà revenu au front, faites alors un *renversé* pour reprendre la direction horizontale, et après un circulaire du front recommencer le tour oblique par la nuque, l'oreille et l'œil malade qui sera ainsi bien couvert.

Croisé des deux yeux. Binocle. — Après avoir recouvert un œil comme il est dit, on recouvre le second, mais cette fois en descendant du front sur l'œil, la joue, l'oreille et la nuque.

Croisé de la tête et de la face, croisé de la mâchoire inférieure. Chevestre simple. — On décrit deux circulaires horizontaux autour du front et de la tête; on fixe la bande au niveau d'une des tempes avec la main gauche ou mieux avec une épingle; puis on descend, après avoir renversé la tête, au-devant de l'oreille, sous le menton; on remonte au-devant de l'oreille opposée sur le sommet de la tête, puis sur le renversé. On fait ainsi deux ou trois circulaires verticaux complets; enfin, revenu de nouveau à la tempe, on renverse encore la bande et on termine par des circulaires horizontaux.

Bandage à entorse. — On débute par deux

ou trois circulaires qui embrassent le talon en passant au-devant de l'articulation du pied avec la jambe ; puis on conduit le globe sur le dos du pied et de là au-dessous de la racine des orteils ; on revient alors sur le dos du pied où on croise le jet précédent ; de là on arrive au talon que l'on contourne pour revenir sur le dos du pied ; enfin on décrit de bas en haut des huit semblables à celui-ci et se recouvrant aux trois quarts jusqu'à ce que le pied soit complètement couvert et l'on termine par quelques circulaires au bas de la jambe.

Bandages pleins. — *Les bandages pleins* sont ceux qui sont faits avec des pièces de linge *non divisées.* Ces pièces de linge sont de forme triangulaire ou carrée. Un des plus employés est *l'écharpe triangulaire* qui sert à soutenir la main, l'avant-bras et le bras dans les maladies du membre supérieur.

Il n'est pas une infirmière qui n'ait eu l'occasion d'appliquer sinon de porter elle-même une écharpe ; — notre description sera donc courte. Pour les affections de la main, on fera simplement *l'écharpe ordinaire* dont le plein supporte la main et l'avant-bras tandis que les deux extrémités sont nouées autour du cou.

Mais pour les affections de l'avant-bras (fracture),

du coude, de l'épaule (luxations), qui exigent l'immobilité de tout le membre on procédera de la façon suivante :

On prend une pièce de linge d'un mètre carré, et on la plie en triangle (comme un fichu). — La base du triangle sera placée horizontalement au-dessous des seins et ses deux extrémités nouées en arrière un peu sur le côté opposé au côté du bras malade. Ceci fait, et l'avant-bras étant fléchi sur le bras, on relève les angles du sommet et on les dirige sur l'épaule du côté malade pour les fixer en arrière à la portion horizontale du triangle, à l'aide d'un bout de bande s'il en est besoin. — Ce bandage doit être très-serré en général, mais surtout quand on a pour but de maintenir une luxation.

Triangle bonnet. — Pour maintenir les topiques sur le crâne, on plie un mouchoir en triangle ; on place la base de ce triangle sur le front ou la nuque et on en fixe les deux extrémités par un nœud après avoir fait le tour de la tête ; le sommet du triangle est ensuite fixé à ce nœud et on a fait ainsi un bonnet.

Le même bonnet peut servir à coiffer l'extrémité d'un moignon, le talon, les fesses en ramenant le sommet entre les jambes ; — il peut servir pour les yeux, l'épaule, le sein.

Bandage de corps. — C'est un des bandages les plus employés et les plus faciles à appliquer ; c'est une bande large de 20 centimètres et pouvant faire le tour du tronc.

On l'emploie pour maintenir des topiques sur la poitrine ou le ventre, contre les fractures de côtes, pour soutenir les seins, etc., etc.

Pour l'appliquer, on glisse la partie médiane de la bande au-dessous du corps du malade, en se faisant aider par quelqu'un qui le soulève s'il en est besoin, et on ramène les deux extrémités en avant, au-dessus de la partie que l'on veut envelopper. Là, on les fixe avec des épingles, après avoir eu soin de bien effacer tous les plis qui pourraient gêner le malade. Enfin, à l'aide de bretelles attachées en avant et en arrière, on empêche le bandage de corps de se déplacer.

Bandages composés.

Rappelons encore ici que l'on donne le nom de *bandages composés* aux bandages formés par la réunion de plusieurs pièces d'appareil ou par une seule pièce de linge présentant des divisions.

Bandages en T. — Les bandages en T sont ceux qui, par leur forme, représentent la lettre T. Ils se composent d'une bande transversale à laquelle est attachée une autre bande verticale. Les dimensions réciproques des deux bandes varient, suivant l'usage auquel est destiné le bandage.

En décrivant le bandage de corps muni de ses bretelles, nous avons décrit le plus usité des bandages en T. Signalons les principaux de ces bandages.

Le bandage en T de la tête entoure circulairement la tête par sa bande transversale, tandis que sa bande verticale maintient un topique sur la joue ou sur l'oreille pour aller ensuite rejoindre la bande transversale sur le côté opposé à celui dont elle est partie.

Le *bandage en T du bassin* maintient un topique sur l'anus ou le périnée par la branche verticale, tandis que la branche horizontale entoure le tronc.

Citons encore le *bandage en T de la main* dont la branche verticale sépare deux doigts, tandis que l'horizontale est fixée autour du poignet.

Veut-on séparer trois doigts ou trois orteils pour les empêcher de se souder, après une brûlure par exemple, le T devra avoir deux branches verticales et prendra le nom de *T double*.

Frondes. — La *fronde* est un bandage qui se compose d'une pièce de linge, plus longue que large, fendue à ses deux extrémités en deux ou trois lanières. Chaque lanière a reçu le nom de *chef*, la partie moyenne porte nom de *plein*.

La fronde sert à maintenir des parties déplacées, ou des topiques appliqués sur des parties malades.

Fronde du menton. — Employée pour maintenir un topique sur cette région ou une fracture de la mâchoire inférieure.

Application. — Le plein est appliqué sur le menton qu'il reçoit comme dans une gouttière ; les deux chefs supérieurs sont portés à la nuque en passant au-dessous des oreilles ; là on les entrecroise et on les ramène sur les tempes et le front où on les fixe ; les deux chefs inférieurs sont dirigés en haut sur les joues et fixés sur le sommet de la tête.

Fronde de la tête. — Large pièce de linge dont chaque extrémité est découpée en trois chefs. Le plein est appliqué sur la tête, les deux chefs moyens fixés sous le menton, les antérieurs la nuque, les postérieurs sur le front. Ce bandage forme ainsi une espèce de bonnet et sert à maintenir des topiques.

Carré de la fesse. — C'est une fronde très-large, dont les deux chefs supérieurs entourent le bassin, tandis que les deux chefs inférieurs entourent la racine de la cuisse. Le plein couvre la fesse

et peut y maintenir un cataplasme ou un pansement.

Bandages lacés. — Suffisamment décrits par
leur nom, ils comprennent les corsets, les bas
lacés, etc.

Camisole de force.

A l'étude des divers bandages doit être ratta-
chée la description de la *camisole de force*, véritable bandage lacé du tronc et des membres qui
sert à contenir les malades que le *délire* ou une
affection nerveuse porte à nuire à eux-mêmes
ou aux autres.

La *camisole de force* est, ainsi que son nom
l'indique, une camisole en toile très-forte, embrassant le tronc depuis la base du cou jusqu'aux
flancs, à manches complètement fermées, se pro-
longeant sur les membres inférieurs par deux
appendices terminés par des liens. Elle présente
en avant ou en arrière des séries de boutonnières,
à l'aide desquelles on lace la camisole avec un
fort lien en guise de lacet. Sur les épaules, les
coudes, les parties latérales du corsage et l'extrémité inférieure des manches, la camisole présente
des pattes solidement cousues qui servent à fixer
des liens.

Application. — La camisole une fois passée et

lacée, on attachera à la tête du lit les liens passés dans les pattes des épaules ; les liens des coudes et des parties latérales du corsage seront attachés aux côtés du lit ; enfin, les quatre liens destinés à fixer les bras et les jambes seront arrêtés au pied du lit. Au cas où le malade ne serait pas encore assez maintenu, on ajouterait un lien autour de la partie inférieure de chaque jambe. Tous ces liens en toile seront solidement arrêtés par des nœuds que le malade ne puisse défaire.

Mettre la camisole de force à un malade qui se remue et résiste est toujours une opération laborieuse ; les infirmières sont obligées quelquefois d'employer une certaine vigueur ; elles ne le feront qu'avec la plus extrême réserve, *se souvenant qu'elles ont affaire à un malade qu'il faut plaindre et non maltraiter.*

Manchon de force. — Diminutif de la camisole, le manchon s'emploie pour supprimer l'usage des mains et, par suite, tout acte de préhension, chez des malades, le plus souvent *fous ou nymphomanes.*

C'est un manchon droit, en toile très-forte, dans lequel on introduit les deux mains du malade et dont les extrémités sont serrées autour des poignets. A la partie médiane du manchon est cousu un lien que l'on fixe autour de la taille du malade, ou au dossier de la chaise sur laquelle il est assis, ou enfin aux côtés du lit si le malade est couché.

Appareils de fractures.

Ce sont des *bandages composés* destinés à maintenir les parties qu'ils contiennent ou entourent dans une immobilité et un rapport aussi complets que possible. Les appareils restent appliqués pendant un temps variable mais toujours assez long ; quelquefois cependant on place un *appareil provisoire* qui est enlevé après deux ou trois jours et remplacé par un *appareil définitif*.

Les infirmières ne placent point les appareils ; mais elles sont souvent appelées à aider le chirurgien dans l'application d'un appareil, ou bien encore à composer certains appareils, c'est-à-dire *à réunir et à disposer dans un ordre réglé les pièces nécessaires à la confection de tel ou tel appareil*.

La plupart des pièces employées dans la confection des appareils, *bandes, compresses, coussins*, ont déjà été décrites ; il nous reste à dire quelques mots des *attelles*, du *drap fanon* et des *lacs* spécialement employés dans le traitement des fractures.

Attelles. — Ce sont des lamelles, minces et étroites, de longueur très-variable, en bois, carton, fil de fer, etc., etc.

Gouttières. — On donne ce nom à des attelles en fil de fer, courbées suivant leur largeur et reproduisant la forme du membre qu'elles doivent loger. On ne place jamais un membre blessé dans ces gouttières sans avoir eu soin préalablement de les *garnir*, c'est-à-dire de les envelopper d'une couche de ouate recouverte d'une pièce de linge, afin que le membre soit plus mollement couché.

On se sert pour les lésions de la main d'attelles reproduisant à peu près la forme d'une main et qui ont reçu le nom de *palettes*.

Les attelles qui servent à empêcher le renversement du pied dans les fractures de jambe reproduisent grossièrement la forme du pied et ont reçu le nom de *semelles*.

Drap fanon. — C'est une pièce de linge aussi longue que le membre sur lequel on veut appliquer l'appareil et assez large pour pouvoir en faire au moins deux fois le tour. Si la pièce de linge est plus longue que le membre, on la ramènera à la longueur voulue en repliant une de ses extrémités.

Lacs. — *Rubans.* — Ce sont des rubans de fil, de trois à quatre centimètres de large, munis d'une boucle à l'une de leurs extrémités, et qui servent à maintenir solidement les différentes pièces d'un appareil. On emploie aussi quelquefois, en guise de lacs, des *tubes en caoutchouc.*

Appareil de Scultet. — D'un emploi quotidien pour le traitement des fractures, surtout des fractures du membre inférieur, *l'appareil de Scultet* doit être préparé d'avance. Il est d'usage d'avoir, dans les salles de chirurgie, plusieurs appareils de Scultet préparés d'avance, de façon que le chirurgien n'ait plus qu'à les appliquer quand arrive le blessé.

Manière de préparer un appareil de Scultet. — Placez sur une table : 1° des *lacs* à une distance de 10 à 15 centimètres les uns des autres, au nombre de *trois* pour les fractures de la jambe et du membre supérieur, de *cinq* pour les fractures de la cuisse. — Déroulez ces lacs de telle sorte que leurs extrémités munies d'une boucle soient du même côté, et placez-les parallèlement à la distance indiquée.

2° Par dessus les lacs, on pose le drap fanon, auquel on donne exactement la longueur du membre : s'il était trop long il faudrait le replier. Ce pli constitue l'extrémité inférieure de l'appareil.

3° Sur le *drap fanon*, on applique des *bandelettes* séparées. Ces bandelettes, larges de 2 ou 3 travers de doigt, doivent être assez longues pour faire une fois et demie le tour du membre. Leur longueur sera donc proportionnée au volume des parties qu'elles doivent recouvrir. On les place sur le drap fanon, parallèlement aux bords de ce drap ; la bandelette supérieure doit être appliquée la première ; la seconde, appliquée ensuite, doit la recouvrir d'un tiers environ et ainsi de suite jusqu'à ce qu'on soit arrivé au pli qui constitue l'extrémité inférieure.

4° Au-dessus de ces bandelettes, on applique trois *compresses longuettes*, larges de 5 à 6 centimètres, parallèlement aux bandelettes et sur la partie médiane de l'appareil.

Ceci fait, on prend deux attelles de la longueur du membre sur lequel l'appareil sera appliqué. On les place sur les bords du drap fanon, non plus dans le *sens de la largeur comme les bandelettes*, mais dans le *sens de la longueur*. Enfin on enroule toutes les parties qui constituent l'appareil autour de ces attelles en les dirigeant vers le centre.

Au-dessus de ce rouleau, on place deux coussins de la longueur des attelles, une troisième attelle moitié moins longue et un coussin de même longueur ; enfin, on fixe le tout avec un lien.

Pansement du séton.

Le *séton* est constitué par une plaie à deux ouvertures qu'on pratique généralement sous la nuque et qu'on laisse suppurer à dessein pendant un temps plus ou moins long.

La suppuration est entretenue au moyen d'une étroite bandelette de linge effilée sur ses bords ou d'une mèche composée de plusieurs brins de coton réunis. La même mèche devant servir au pansement pendant un certain temps, aura une longueur d'environ 50 centimètres.

Le *premier pansement* qui suit l'application du séton ne doit être fait que le quatrième ou le cinquième jour, c'est-à-dire lorsque la suppuration commence à s'établir. A partir de ce moment, il faut panser la plaie tous les jours ou même deux fois par jour, lorsque la suppuration est trop abondante. On procédera à ces pansements de la façon suivante.

On détache les différentes pièces de linge

avec précaution, de façon à ne pas tirailler la mèche et à la faire sortir de la plaie. Puis, on graisse au niveau de l'ouverture d'entrée la mèche de réserve sur une longueur de 8 à 10 centimètres; saisissez alors le bout opposé avec des pinces à pansement et faites glisser dans le trajet du séton la portion cératée; enfin, retranchez avec des ciseaux la partie qui a séjourné dans la plaie et qui est imprégnée de pus. Un linge troué enduit de cérat, un plumasseau de charpie, une compresse et un bandage médiocrement serré constituent le pansement. La longue extrémité de la mèche doit être repliée sur elle-même et couchée par-dessus la charpie pour qu'elle ne soit pas salie par l'écoulement du pus.

Le *premier pansement* est quelquefois assez douloureux parce qu'il reste un peu de sang concrété au niveau des orifices de la plaie; il est nécessaire, dans ce cas, de laver la région à l'eau tiède. Les autres pansements s'exécutent beaucoup plus facilement et ne doivent pas causer de douleurs.

Lorsque la première mèche arrive à sa fin, on en coud ou bien on en attache une deuxième à son extrémité et on entraîne doucement celle-ci dans la plaie.

Pour supprimer le séton, il suffit de retirer la

bandelette et de panser avec de la charpie sèche en exerçant une légère compression sur le milieu du trajet de la plaie.

De la saignée : rôle de l'infirmière.

La *saignée* peut se pratiquer sur toutes les veines superficielles, et les anciens médecins la pratiquaient au *pied*, à la *main*, au *cou*, aux *tempes*, etc. Actuellement les *veines du bras*, au pli du coude, sont les seules que l'on saigne.

L'opérateur, ayant choisi le bras et la veine sur laquelle il fera la piqûre, applique sur le bras, à quelques travers de doigt au-dessus du coude, plusieurs tours de bande qu'il serre modérément, afin que le sang retenu dans les veines gonfle celles-ci et s'écoule plus facilement ; il fait alors l'incision, qui donne issue au sang, et lorsqu'il juge la saignée suffisante, applique un doigt sur la plaie, en même temps qu'il enlève le bandage destiné à retenir le sang dans les veines. Il nettoie la plaie, pose dessus une petite compresse triangulaire et fait un bandage en 8 de chiffre qui sera laissé pendant quelques jours.

Le *rôle de l'infirmière*, relativement à la saignée, doit être examiné, *avant*, *pendant* et *après* l'opération.

A. — *Avant l'opération*, et lorsque la saignée a été annoncée, il faut veiller à ce que le malade ne mange pas dans les heures qui précèdent. Si le malade n'était pas à jeun, il serait exposé à des vomissements vers la fin de la saignée.

Le médecin prépare lui-même les lancettes et les autres instruments nécessaires, mais l'infirmière doit s'occuper des autres objets qui sont :

1° *Deux bandes.* — L'une, destinée à serrer le bras au moment de l'opération, doit avoir 1 mètre à 1 m. 50 de longueur ; elle doit être peu large et assez résistante. On prend généralement une bande de toile (ni trop neuve ni trop usée) que l'on plie en deux, afin que plus étroite et plus résistante, elle exerce une action plus efficace. La bande destinée au pansement consécutif doit au contraire être souple ; une bande de vieille toile de 2 mètres convient parfaitement. Il est bon d'avoir des bandes de rechange, en cas de besoin.

2° *Des compresses.* — L'une, destinée à être appliquée sur la plaie au moment du pansement, doit être faite de linge fin ; elle est petite, triangulaire, pliée en quatre doubles.

Il faut, en outre, des *compresses pour laver et essuyer la plaie.* Dans ce but, les compresses doivent être préférées aux éponges.

3° Des *alèzes* sont aussi nécessaires pour garantir le lit et recouvrir le malade pendant l'opération.

4° Le *vase destiné à recevoir le sang* était autrefois une petite écuelle d'étain ou d'argent, de la contenance de 125 gr., et à laquelle on donnait le nom de *palette.* On se sert aujourd'hui d'un vase quelconque, le plus généralement d'une cuvette.

5° De l'*eau chaude* et *froide* pour les lavages et le pansement.

B.—*Pendant l'opération,* le rôle de l'infirmière consiste à donner à l'opérateur les objets dont il a besoin et à tenir le vase qui reçoit le sang. Il faut à ce moment surveiller le jet du sang et suivre ses oscillations, de façon à éviter qu'il se répande sur le lit ou sur les objets voisins. Il arrive souvent que, pour favoriser l'écoulement du sang, on dit au malade de remuer les doigts, ou bien on lui donne à tourner dans la paume de la main un corps arrondi quelconque, par exemple, une bande roulée de 3 ou 4 mètres.

C.—Enfin, *après l'opération,* l'infirmière devra surveiller le malade, qui peut avoir des *faiblesses* si la saignée a été abondante. Il est nécessaire aussi d'examiner, de temps en temps, le bras, mais sans enlever le bandage. S'il arrivait, ce qui est rare, que le sang coule, il faudrait alors renouveler le pansement avec beaucoup de précaution, en ayant soin de serrer assez fort les tours de bandes *du bas* au-dessous de la plaie et très-faiblement ceux du haut.

Quelquefois le *bandage* est *trop serré* et cela se reconnaît à ce que le malade se plaint de douleur et à ce que la main et l'avant-bras sont un peu gonflés ; il faudrait alors desserrer un peu la bande, mais sans enlever la compresse qui recouvre la plaie. S'il n'y a pas d'accidents, le pansement doit seulement être renouvelé le lendemain de l'opération.

Des sangsues.

La *sangsue* est un animal (famille des hirudinées) que l'on utilise pour faire des *saignées locales*, ou en d'autres termes pour tirer du sang sur une partie quelconque du corps. La sangsue a le corps allongé, et formé d'un grand nombre d'anneaux qui se raccourcissent ou s'allongent de façon à diminuer ou augmenter sa longueur. L'extrémité postérieure se termine par une surface aplatie et légèrement creusée en forme de ventouse, au moyen de laquelle la sangsue se fixe à tous les corps; l'extrémité antérieure, plus étroite, plus allongée, porte la bouche. Celle-ci offre trois petites mâchoires cartilagineuses finement découpées sur leurs bords en dents très-aiguës; c'est à cette disposition des mâchoires dans la bouche qu'est due la forme particulière des plaies faites par les sangsues et des cicatrices qui leur succèdent.

On *emploie* particulièrement *deux espèces de sangsues* : 1° la *sangsue verte* ou *sangsue officinale*, qui est la plus grosse; et 2° la *sangsue grise* ou *sangsue médicinale*. On doit préférer celles qui, pêchées depuis une quinzaine de jours, sont de moyenne grosseur et très-agiles.

On *conserve les sangsues* dans des vases à large ouverture contenant, aux deux tiers de leur hauteur, de l'eau de pluie, de rivière ou d'étang, que l'on doit renouveler tous les deux ou trois jours, et dès que l'un de ces animaux vient à mourir. On peut aussi, et cette méthode est peut-être préférable, les tenir dans un grand vase contenant de la terre argilo-siliceuse en fragments, et recouverte de mousse mouillée.

Le vase, recouvert, doit être tenu dans un lieu moyennement clair, et dont la température, aussi invariable que possible, soit fraîche, sans descendre jusqu'à 0°.

Les sangsues qui ont servi peuvent être employées de nouveau, *après qu'elles ont été dégorgées*; cependant, il est préférable de ne les employer que très-longtemps après. On peut leur faire rendre le sang qu'elles ont sucé en les pressant avec le doigt d'arrière en avant, après les avoir mises pendant un certain temps dans un mélange d'eau et de vin; on peut encore les mettre sur de la cendre ou dans l'eau salée. D'après M. Bouchardat, le meilleur moyen est de les enfermer pendant au moins six mois dans des réservoirs glaisés, puis de les conserver pendant un autre mois dans l'eau; au bout de ce temps, elles ont digéré le sang qu'elles avaient sucé et peuvent servir de nouveau.

Application des sangsues. — Les sangsues peuvent être appliquées sur tous les points du corps. On évite cependant, surtout chez les femmes, de les poser sur les parties de la peau qui sont habituellement découvertes, en raison des cicatrices qu'elles laissent. Il est plus spécialement indiqué encore de ne pas les appliquer sur des parties de peau enflammée et sur le trajet des veines.

La peau *doit tout d'abord être soigneusement lavée* avec de l'eau tiède, et si elle était couverte d'une pommade ou d'un autre corps gras, avec de l'eau de savon, puis de l'eau pure; les cheveux

ou les poils, s'il en existe sur la partie de peau,
doivent être rasés. On prend alors les sangsues,
et afin de les exciter à mordre, on les essuie et
on les frictionne pendant un certain temps dans
un linge ; dans le même but, il est bon de les tenir
hors de l'eau pendant une demi-heure ou une
heure. Lorsqu'elles sont bien essuyées, on les
met dans un verre dont la grandeur variera suivant les cas (verre ordinaire, verre à Bordeaux,
etc.) ; on applique ce verre sur la peau, et par
transparence on voit, au bout d'un temps variable,
les sangsues mordre les unes après les autres.
Lorsqu'elles adhèrent bien à la peau, on peut enlever le verre, et si plusieurs d'entre elles
n'avaient pas pris au bout d'un certain temps, on
peut les enlever et en appliquer quelques autres
à côté dans un verre plus petit. Ce procédé du
verre, qui permet toujours de voir ce qui se passe,
est bien préférable à l'emploi d'une compresse
dans laquelle on met quelquefois les sangsues
pour les appliquer sur la peau.

Si l'on veut *disséminer les sangsues sur une
large surface*, on peut les appliquer en plusieurs
fois en mettant chaque fois seulement 3 ou 4
sangsues dans un grand verre. Si, au contraire,
on veut appliquer une sangsue *sur un point
très-limité*, on se sert d'un petit verre ou d'un

tube dans lequel on a fait entrer la sangsue, ou tout simplement dans une carte roulée. Lorsque la sangsue adhère à la peau, on déroule la carte. Lorsque les sangsues sont fixées, on ne doit pas les toucher, sous le prétexte de les exciter à tirer le sang, on doit seulement surveiller si elles ne se détachent pas pour aller mordre sur un autre point plus ou moins éloigné.

Cette surveillance est surtout nécessaire lorsque les sangsues ont été appliquées au voisinage de l'anus ou d'un autre orifice.

La *succion dure une demi-heure, une heure,* quelquefois deux heures; puis les sangsues se détachent et tombent d'elles-mêmes. Quelquefois, certaines d'entre-elles restent fixées à la peau, quoique fortement distendues. On peut alors leur faire lâcher prise en les saupoudrant avec un peu de sel marin.

Lorsque les sangsues sont détachées, les plaies donnent encore du sang en quantité variable, et suivant les cas, on cherche à arrêter cet écoulement ou bien au contraire à le favoriser. *Pour arrêter le sang,* il suffit généralement de laisser la plaie exposée à l'air; mais quelquefois il faut recourir à d'autres moyens; le plus souvent on applique sur la plaie un petit morceau de chiffon brûlé, de toile d'araignée, ou mieux encore, un petit morceau d'amadou, que l'on comprime au besoin avec le doigt.

On peut aussi, en cas d'insuccès des moyens précédents, mettre dans la plaie un morceau d'amadou taillé en cône. Si la perte de sang ne s'arrête pas, il faut recourir à la cautérisation avec le nitrate d'argent, ou bien serrer les lèvres de la plaie avec une pince, et même appliquer dessus une petite ligature.

Alors même que l'hémorrhagie paraît arrêtée, il faut pendant un certain temps encore surveiller avec soin, surtout chez les enfants, pour voir s'il n'y a pas d'écoulement.

Quand, au contraire, on veut *favoriser l'écoulement du sang*, on applique sur les piqûres de sangsues des *cataplasmes émollients* que l'on renouvelle de temps en temps, ou bien on fait de fréquentes lotions à l'eau tiède.

Les *piqûres de sangsues* se gonflent un peu les jours suivants et s'entourent d'une auréole violette ou noire qui est due à l'infiltration du sang dans la peau. Il n'y a pas lieu de s'en inquiéter. Mais quelquefois ces piqûres s'enflamment et suppurent. Cette inflammation n'est pas grave ordinairement, mais elle peut devenir le point de départ d'un érysipèle ou d'autres accidents. On la combat surtout avec des cataplasmes émollients.

Ventouses.

On donne le nom de *ventouses* à des vases en verre en forme de cloche que l'on applique sur les diverses parties de la surface du corps, et dans lesquels on fait le vide de manière à soustraire à la pression atmosphérique la portion de tégument (peau) qui se trouve comprise dans l'ouverture du vase. Quand le vide est pratiqué, le sang et les gaz affluent et tendent à sortir ; il en résulte un gonflement, un boursouflement de la peau qui devient violette et s'élève dans l'intérieur de la cloche. Selon l'effet que l'on voudra produire les ventouses seront *sèches* ou *scarifiées*.

Ventouses sèches.

Les *ventouses sèches* sont celles qui sont appliquées sur la peau dans le but de déterminer une congestion et à la suite desquelles on ne pratique pas de scarifications.

On se sert pour leur *application* de cloches en verre de différentes grandeurs, de 3 jusqu'à 8 et 10 centimètres de diamètre. En cas de besoin, on pourrait les remplacer par un verre à boire.

Divers moyens peuvent être employés pour *chasser l'air de la ventouse* et y produire le vide. On met l'ouverture du vase au-dessus d'une lampe à alcool et on laisse la flamme y pénétrer pendant quelques secondes ; on peut encore faire brûler dans l'intérieur de la ventouse du papier très-fin, de la charpie, du coton, de l'étoupe imprégnés d'alcool ou d'éther. Tous ces procédés sont bons, seulement il faut agir avec rapidité, car si les bords de la cloche étaient trop échauffés, ils pourraient produire des *brûlures* lorsqu'on les mettrait en contact avec la peau.

Les ventouses ne peuvent être appliquées indifféremment sur toutes les *régions du corps.* Il faut que la surface d'application soit aussi large que l'ouverture du vase ; on ne pourra donc les poser aux endroits où il existe des saillies osseuses.

Les ventouses *seront laissées en place* pendant deux ou trois minutes ; ce temps est suffisant pour produire l'effet voulu.

Pose des ventouses. — On applique d'abord le vase sur les téguments et l'on vérifie si les bords de l'ouverture peuvent être mis en contact immédiat avec la peau de tous les côtés. — Cette précaution doit être prise parce que si l'adhésion n'était pas possible en un point, l'air pénétrerait dans l'intérieur de la cloche et l'opération ne pourrait pas réussir. — Le vase retiré, le vide y est pratiqué par un des procédés indiqués plus. haut, puis on l'applique sur le point désigné avec la plus grande *rapidité* possible. Il est bon d'appuyer assez fortement sur la ventouse afin que le contact de la peau avec les bords soit bien régulier; après quelques secondes, la ventouse pourra être abandonnée à elle-même.

Lorsque *l'on veut la retirer*, on pèse assez fortement avec les doigts d'une main sur la peau qui est immédiatement en contact avec les bords du vase, tandis que de l'autre main on fait basculer le vase en sens inverse. De cette manière, on détache la ventouse très-facilement, tandis que si l'on tirait violemment, on éprouverait de la difficulté et l'on occasionnerait au malade une souffrance inutile.

Plusieurs *instruments* ont été construits pour pratiquer le vide dans les ventouses sans que l'on ait besoin de recourir à la chaleur ; avec les uns, *ventouses à pompe*, le vide est pratiqué au moyen d'une pompe aspirante qui s'adapte à une ventouse ordinaire surmontée d'une tubulure garnie d'un robinet que l'on ouvre ou ferme à volonté. Une seule pompe suffit pour plusieurs vases à condition que les tubulures soient de la même grandeur.

Pour appliquer les ventouses par ce procédé, on les place sur la peau, le robinet de communication est ouvert, on fait le vide avec la pompe en faisant jouer le piston, puis on ferme le robinet. Lorsqu'on veut enlever la ventouse, il suffit de rouvrir le robinet, l'air rentre par la partie supérieure et la cloche s'enlève facilement.

Avec les autres, *ventouses à succion*, le vide est obtenu avec une boule de caoutchouc munie de deux soupapes, l'une aspirante, l'autre foulante qui s'adapte à un verre à ventouse muni d'un robinet. Pour employer cet appareil, on applique le verre sur les téguments, on maintient les bords bien en contact en pressant avec une main sur la cloche, on ouvre le robinet, puis de l'autre main on saisit la boule que l'on presse à plusieurs reprises. On obtient ainsi le vide avec une très-grande facilité.

Ces instruments ont l'inconvénient d'être coûteux et de se déranger assez fréquemment.

Ventouses Junod.

Ce sont de grandes ventouses destinées à être appliquées sur des surfaces très-étendues, afin de déterminer un révulsion puissante. Ces appareils consistent en de gros cylindres de cuivre ou de cristal assez grands pour renfermer le membre (*bras ou jambe*) sur lequel on veut agir. Ils sont fermés à l'une de leurs extrémités et ouverts à l'autre. On introduit le membre dans l'appareil. Une manchette de caoutchouc, très-souple, entoure d'un côté la circonférence de l'orifice du cylindre et de l'autre s'applique très-exactement autour du membre. Elle est destinée à empêcher toute communication entre l'air extérieur et l'intérieur de la ventouse. On pratique le vide au moyen d'une pompe aspirante qui est adaptée à l'appareil. Un manomètre (1) communiquant avec le réservoir, indique la tension de l'air et dès lors le degré de raréfaction.

Précautions à prendre. — Il ne faut pratiquer le vide que graduellement, car il pourrait survenir une *syncope* si la raréfaction était trop prompte ou portée trop loin. On consultera donc souvent le manomètre. S'il survenait un accident on ferait rentrer l'air à l'intérieur au moyen d'un robinet placé sur les parties latérales, mais il ne faudrait le laisser rentrer que *lentement.*

Les ventouses Junod sont appliquées par le médecin. Nous les avons cependant décrites afin que les infirmières possèdent des notions générales sur toutes les ventouses.

----

(1) Instrument servant à mesurer la tension des gaz et des vapeurs.

Ventouses scarifiées.

Les *ventouses scarifiées* sont celles qui sont appliquées sur les téguments après que ceux-ci, gonflés et rougis par une première ventouse, ont été incisés : elles ont pour but de produire une révulsion et une évacuation sanguine.

Mode d'application. — Pour les appliquer, on commence par poser une ventouse ainsi que nous l'avons indiqué (*ventouses sèches*). On obtient ainsi une congestion de la peau, qui est engourdie par l'afflux des liquides et on évitera au malade une partie de la douleur quand on fera les scarifications. La ventouse sèche enlevée, on pratiquera ensuite des scarifications en ayant soin de ne les faire que dans l'espace *rougi*, qui se trouvait compris dans l'intérieur de la cloche. On voit alors le sang couler en nappe et en petite quantité. Ce sang s'arrêterait de lui-même par la coagulation ; on réappliquera donc la ventouse une seconde fois en recouvrant avec soin, les incisions faites à la peau. Le sang s'introduit avec rapidité dans la cloche, mais il cesse bientôt de couler à cause de l'équilibre de pression qui s'établit.

Si donc on a recommandé de tirer une quantité de sang assez forte, il faudra ôter la ventouse, laver la surface des incisions avec un peu d'eau tiède afin d'enlever le sang coagulé qui empêcherait un nouvel écoulement et réappliquer à nouveau la ventouse. On obtient ainsi une évacuation aussi considérable qu'il en est besoin.

Pansement des scarifications. — Les plaies qui succèdent aux scarifications ne présentent ordinairement aucune gravité; il suffit de faire un pansement avec du papier brouillard ou un linge préalablement enduit de cérat. Dans le cas où les plaies seraient douloureuses, on dissipera cette dou r en les couvrant d'un cataplasme émollient. La cicatrisation se fait en général avec rapidité.

Scarifications. — Les scarifications peuvent être faites avec des instruments spéciaux appelés scarificateurs, ou avec le rasoir, le bistouri, la lancette.

Le *scarificateur* consiste en une petite boîte de cuivre ou d'argent de forme cubique ou cylindrique percée à la paroi inférieure d'un certain nombre de fentes longitudinales.

Ces fentes au nombre de 10 à 20 laissent sortir à la fois des lames tranchantes contenues à l'intérieur de la boîte, lames qui sont montées sur un axe commun et qui exécutent rapidement un mouvement de *demi-cercle* lorsque l'on fait par-

tir un ressort en barillet de pendule qui les met
en jeu. Ces lames rentrent à l'intérieur de la boîte
dès qu'elles ont pratiqué les incisions. *Pour se
servir du scarificateur*, on tend le ressort, on applique exactement l'instrument sur la surface de
la région que l'on veut scarifier et l'on presse le
ressort. Les incisions sont faites toutes à la fois
et instantanément, ce qui a l'avantage de ne déterminer qu'une douleur à peine sensible. A moins
d'indications contraires, on devra toujours employer le scarificateur. Les scarifications avec le
bistouri, etc., doivent être pratiquées par le médecin.

Toutes les fois que l'on se sera servi du scarificateur, il faudra le *nettoyer* avec soin. Pour cela,
on dévisse le couvercle, on arme les lames à
moitié de leur course et on retire les tiges sur
lesquelles les lames sont placées. Puis, on essuie
les lames avec précaution avec un linge très-fin,
de manière à ôter le sang qui pourrait se trouver à leur surface. Lorsque l'on peut s'en procurer, il est préférable de passer sur les lames
un morceau de moelle de sureau, l'opération est
mieux faite et l'on ne court pas le risque d'en-
dommager le tranchant.

Les scarifications faites avec le rasoir, le bistouri ou la lancette, sont bien plus douloureuses

que celles faites avec le scarificateur. Elles de-. mandent une grande habitude; mais elles ont l'avantage de permettre de pratiquer des incisions aussi longues, aussi nombreuses et aussi profondes que le mal l'exige.

Hémostase.

L'*hémostase* ou *hémostasie* (1) a pour but de suspendre le cours du sang dans les vaisseaux qui présentent une ouverture. Les moyens dont on dispose pour arrêter un écoulement sanguin sont appelés *hémostatiques*.

Parmi les accidents qui surviennent subitement dans une salle d'hôpital et qui réclament l'intervention immédiate des personnes présentes, se placent en première ligne les *écoulements de sang* ou *hémorrhagies*.

On rencontre de nombreuses variétés dans l'origine des hémorrhagies, dans leur nature, dans leur abondance. Toute hémorrhagie, quelle qu'elle soit, *doit être immédiatement combattue*.

Le rôle de l'infirmière consiste à arrêter provisoirement ou tout au moins à modérer l'écoulement du sang, en attendant l'arrivée du médecin

____

(1) *Hémostase* signifie *arrêt du sang.*

ou de l'interne qu'elle devra envoyer chercher sur le champ.

C'est dans des circonstances de ce genre, qui effraient toujours beaucoup le malade et ceux qui l'entourent, que la personne chargée de lui porter secours doit conserver son sang-froid et sa présence d'esprit. Le moindre retard, la moindre hésitation pourraient entraîner des conséquences funestes.

Nous ne pouvons passer en revue tous les cas qui se rencontrent dans la pratique; nous devons nous contenter d'indiquer d'une manière générale les moyens qu'une infirmière intelligente doit employer d'urgence, en présence d'une hémorrhagie.

Nous parlerons d'abord des *hémorrhagies accidentelles* qui se produisent, dans les salles de chirurgie, chez des blessés ou des opérés. Nous dirons ensuite quelle conduite il faut tenir lorsqu'on assiste à une hémorrhagie d'*origine interne* comme un *saignement de nez*, un *crachement de sang* ou une *perte utérine*.

Lorsque l'écoulement sanguin est peu abondant et que le sang, au lieu de s'échapper en *jet*, suinte d'une façon continue à la surface de la plaie, l'hémorrhagie est dite *capillaire*, et ne présente généralement pas de gravité. Il faut alors laver la plaie à *l'eau froide,* et ce simple contact suffit quelquefois pour suspendre momentanément l'écoulement. On peut se servir dans le même but, d'*eau vinaigrée.* Mais, pour peu que l'hémorrhagie ait quelque importance, l'irrigation ne suffit pas à l'arrêter, et l'on ne devra pas hésiter à appliquer sur l'endroit d'où jaillit le sang, une *éponge* ou un morceau d'*amadou* sur lequel on exercera avec un ou plusieurs doigts une compression régulière, jusqu'à l'arrivée du médecin. Si, pour une raison ou pour une autre, l'infirmière était abandonnée à ses propres ressources, il lui serait facile de transformer cette compression temporaire en compression définitive. Il suffirait de superposer par dessus la première deux ou trois autres rondelles d'amadou, d'appliquer un tampon de charpie, et de maintenir le tout avec une bande assez fortement serrée. La compression faite de cette manière suffit presque toujours à arrêter des hémorrhagies de moyenne intensité.

Si, toutefois, le sang continuait au bout d'un certain temps à suinter à travers l'amadou, on pourrait remplacer celui-ci par une boulette de charpie imbibée de *perchlorure de fer,* ou mieux de *baume du Commandeur,* qu'on maintiendrait appliquée sur le lieu de l'hémorrhagie. L'écoulement qui succède assez souvent aux piqûres de sangsues s'arrête en quelques minutes par ce procédé. Hâtons-nous d'ajouter que le perchlorure de fer, qui se trouve dans tous les appareils de chirurgie, peut avoir des inconvénients, et que les infirmières *ne doivent jamais s'en servir,* dans les hémorrhagies de quelque importance, *sans l'ordre du médecin.*

Nous venons de parler des cas simples ; mais il peut arriver qu'on ait affaire à des écoulements de sang beaucoup plus graves, comme on en voit survenir à la suite des plaies de la main, de l'avant-bras, du pied, de la tempe, etc. Si l'accident vient de se produire et que la plaie soit à découvert, examinez avec soin et cherchez si vous ne voyez pas le sang s'échapper en *jet saccadé* d'un vaisseau ouvert ; il s'agit alors d'une *hémorrhagie artérielle.* Vous devez rapidement appliquer la pulpe de l'index sur le point d'où jaillit le sang et l'y maintenir, sans lâcher la compression, jusqu'à l'arrivée de secours médicaux. Si le sang s'échappait de plusieurs points à la fois, vous appliqueriez plusieurs doigts dans la plaie, de façon à fermer tous les orifices qui lui donnent issue.

Lorsque la plaie est profonde, il est quelquefois impossible d'apercevoir l'orifice d'où s'écoule le sang ; on est obligé, dans ces cas, de tâtonner plus ou moins avant de le trouver ; mais on devra toujours enfoncer résolument l'extrémité du doigt jusqu'au fond de la plaie ou, au besoin, un fragment d'amadou et comprimer sur plusieurs points différents jusqu'à ce que le jet artériel soit arrêté.

Un cas de pratique qui se présente assez souvent, c'est une hémorrhagie survenant à la suite d'une amputation ou de toute autre opération chirurgicale. L'infirmière est avertie de cet accident lorsqu'elle voit sourdre le sang à travers les pièces de pansement. Elle se hâtera de faire prévenir l'interne de garde ; en l'attendant, son rôle se borne à modérer autant que possible l'écoulement, lorsqu'il est très-abondant, par la compression faite *au-dessus* de la plaie.

Cette compression *au-dessus* de la plaie a pour but d'interrompre le cours du sang dans l'artère principale du membre. Elle se pratique avec les doigts (*compression digitale*), ou avec un instrument spécial (*compression mécanique*).

Compression digitale. — On s'assure d'abord

du point où l'on veut faire porter la compression. Ce point est invariable pour chaque membre ; on l'a appelé *le lieu d'élection.*

On le trouve facilement avec un peu d'habitude ; l'artère principale à ce niveau est superficielle et révèle sa présence par ses battements. Une bonne infirmière devrait s'exercer à sentir ces battements sur des malades qui se prêteront à cet examen ; par ce moyen, elle évitera d'être embarrassée et de perdre un temps précieux en tâtonnements, au moment où il devient nécessaire d'avoir recours à ces notions.

Au membre inférieur, l'artère se comprime à la partie moyenne du pli de l'aine. Au membre supérieur, la compression peut être faite le long de la partie interne du bras et dans le creux de l'aisselle.

Voici comment on procède : on cherche le point où l'on sent les battements artériels, puis on place sur le vaisseau, et parallèlement à lui, l'extrémité palmaire des quatre derniers doigts réunis sur la même ligne ; on comprime alors légèrement au début, puis en augmentant la pression, jusqu'à ce qu'on sente la résistance d'une partie dure qui n'est autre chose que l'os sur lequel on doit maintenir le vaisseau appliqué. La suppression, ou tout au moins la diminution de l'hémorrhagie indiquera que la compression est bien faite ; sinon, il faut retirer les doigts, chercher de nouveau l'artère et recommencer la compression. Lorsque les doigts sont engourdis par la fatigue que cause cette opération, on soulagera la main qui comprime en faisant peser sur elle les doigts de l'autre main, ou ceux d'une deuxième personne qu'on appellera à son aide.

Compression mécanique. — On se sert quelquefois d'*appareils compresseurs* qui remplacent les doigts pour suspendre le cours du sang dans l'artère principale d'un membre.

Le plus simple, qui a reçu le nom de *garrot*, se compose d'une *pelote* destinée à s'appliquer sur l'artère qu'on veut comprimer ; — d'un *lien* qui fait le tour du membre et se noue en un point opposé à la pelote sur une *plaque de carton* ou de corne. Sous le nœud, on engage un *bâtonnet*, au moyen duquel on tord le lien constricteur qui peut être ainsi serré à volonté. On se sert rarement dans les hôpitaux civils de cet instrument qui peut, au contraire, rendre de grands services aux infirmiers militaires, quand ils se trouvent en présence d'une hémorrhagie considérable consécutive à une plaie de guerre.

Si l'on ne parvenait pas à trouver le point où

la compression sur l'artère arrête l'hémorrhagie, il faudrait, en attendant le médecin, serrer fortement la partie supérieure du membre avec une bande de caoutchouc, ou, à son défaut, avec une bande ordinaire, ou même avec les deux mains, embrassant circulairement la racine du membre.

Moyens d'arrêter quelques hémorrhagies.

Epistaxis.

L'épistaxis ou *saignement de nez* ne réclame souvent aucun traitement, parce que l'hémorrhagie s'arrête d'elle-même au bout de quelques instants. Mais, lorsqu'elle se produit avec une certaine abondance, il est urgent d'y porter remède.

Dans les cas légers, on exposera le malade à l'air frais, la tête élevée, et l'on appliquera sur le front, sur le nez, des *compresses d'eau froide* ou *glacée*. On pourra en même temps essayer le *contact subit* d'un corps froid sur la partie postérieure du tronc, tel qu'une *clef glissée dans le dos*, la projection de quelques gouttes d'eau.

Si ces moyens échouent, on aura recours à

des *injections d'eau froide*, pure ou acidulée, dans les fosses nasales.

Une pratique très-simple, et souvent efficace, consiste à faire élever brusquement au malade le bras correspondant à la narine qui fournit l'écoulement de sang.

L'épistaxis persiste-t-elle? On emploiera des moyens plus énergiques, tels que l'application de *sinapismes* aux membres supérieurs et inférieurs, ou encore la *ligature serrée des quatre membres* au-dessus des genoux et des coudes.

Enfin, lorsque l'hémorrhagie est très-considérable, on ne perdra pas de temps à ses moyens qui seraient insuffisants. On se contentera de fermer la narine d'où s'échappe le sang, en maintenant avec le doigt l'aile du nez appliquée sur la cloison, et l'on se hâtera de faire prévenir l'interne de garde ou le médecin.

Hémoptysie.

Les hémorrhagies internes donnant lieu au *crachement de sang* constituent l'*hémoptysie*. Cet accident est relativement assez fréquent chez les phthisiques qui se trouvent malheureusement en grand nombre dans les salles d'hôpital.

En présence d'un malade qui crache le sang,

le premier soin de la personne chargée de l'assister est de rassurer le patient, toujours très-effrayé par l'accident qui lui arrive. Elle l'exhortera à garder le repos le plus absolu, à résister autant que possible aux efforts de toux qui activeraient l'écoulement sanguin. En même temps, elle le fera asseoir sur le bord du lit, les jambes pendantes, et ouvrira la fenêtre pour l'exposer à l'air frais. Puis, on devra se procurer rapidement de la glace, et on l'administrera par petits fragments au malade qui les laissera fondre l'un après l'autre dans sa bouche. On appliquera également sur le devant de la poitrine, une vessie en caoutchouc dans laquelle on met de la glace cassée en petits morceaux.

Ces moyens réussissent presque sûrement à arrêter ou à diminuer les crachements de sang modérés.

Si l'hémorrhagie prenait les proportions d'un véritable vomissement de sang, avec anxiété très-grande et menace de suffocation, il faudrait, en attendant l'arrivée de l'interne, couvrir la surface du thorax de ventouses, et, au besoin, appliquer des ligatures serrées à la racine des quatre membres.

Métrorrhagies.

Les *hémorrhagies utérines*, ou *métrorrha-gies*, sont, comme les hémoptysies, un accident qui se présente fréquemment dans les salles d'hôpital, qui alarme toujours beaucoup les malades qui en sont atteintes, et qui nécessite des secours immédiats.

Lorsqu'on se trouve en présence d'une femme qui perd du sang, en abondance plus ou moins grande, la première indication est de lui faire garder le repos absolu *dans la position horizontale. A aucun prix, la malade ne doit se lever, même pour satisfaire ses besoins.*

En second lieu, on appliquera sur le ventre une *vessie de caoutchouc contenant de petits morceaux de glace.* Celle-ci doit être renouvelée dès que la malade n'accuse plus une sensation de froid.

La perte de sang s'arrête souvent d'elle-même sous l'influence de ces moyens, auxquels on peut ajouter l'administration de *lavements froids* et des frictions sur le dos et les reins avec un drap mouillé.

Mais si l'hémorrhagie était extrêmement abondante, comme le cas peut se présenter à la

suite d'un accouchement, il faudrait, en attendant du secours, *comprimer l'aorte* (1) *contre
la colonne vertébrale.* Dans ce but, on déprime
fortement avec les doigts réunis la paroi abdo-
minale au niveau de l'ombilic, jusqu'à ce qu'on
arrive dans un plan résistant, et l'on maintient
cette position en faisant porter tout le poids du
corps sur la main qui comprime.

De la température. — Des thermomètres.

« Nos organes éprouvent certaines sensations
bien connues, que l'on appelle *sensations de
chaleur* et *sensations de froid.* Les unes et les
autres sont dues à la même cause, la *chaleur.*
Si l'on réfléchit un peu sur la nature de ces im-
pressions, on reconnaît facilement que les indications qu'elles nous fournissent sont purement
relatives, et ne peuvent servir qu'à constater
une succession d'inégalités dans les divers degrés
de chaleur. Ainsi, le temps du dégel, qui nous
paraît d'une grande douceur lorsqu'il survient
en hiver, nous semblerait insupportable en été.

______

(1) Gros vaisseau qui porte le sang dans tous les organes.

C'est pour la même raison qu'une cave paraît tantôt froide et tantôt chaude, suivant la saison, quoique, dans la réalité, elle conserve toujours le même degré de chaleur. Ces divers exemples montrent que les sensations plus ou moins vives que notre organisation éprouve au contact d'un corps plus ou moins chaud, ne sauraient donner une idée exacte de l'énergie de la chaleur ou de sa puissance. Nous sommes donc conduits à rechercher, parmi les phénomènes dont la chaleur est la cause, d'autres actions physiques, faciles à reconnaître et à reproduire quand on se place dans les mêmes circonstances. Ce n'est qu'en comparant les effets résultant de ces actions qu'on pourra avoir une idée bien précise de la grandeur (ou du degré) de la chaleur. Or, de tous les effets de la chaleur, les plus faciles à constater sont les *variations de volume* ou leur *dilatation*. Ce sont ceux aussi que les physiciens ont choisis pour servir d'instruments de mesure dans l'étude des phénomènes calorifiques (1). »

La *température* d'un lieu ou d'un corps est le

---

(1) Desplats et Gariel. — *Nouveaux éléments de physique médicale.*

degré appréciable de chaleur qui règne dans ce lieu ou dans ce corps.

On donne le nom de *thermomètre* à l'instrument qui sert à mesurer les variations de température.

Le thermomètre employé en France est le *thermomètre centigrade*. Dans cet instrument, le *point fixe inférieur* ou *zéro* correspond à la température de la glace fondante ; le *point fixe supérieur*, marqué 100° correspond à la température de l'eau distillée bouillante dans certaines conditions.

L'intervalle compris entre *zéro* et 100° est divisé en cent parties égales. Chacune de ces parties porte le nom de *degré*.

Un thermomètre *se compose* d'un tube capillaire en verre, renflé à une de ses extrémités qui porte le nom de réservoir. La graduation, c'est-à-dire l'indication des degrés, est marquée tantôt sur une feuille de papier placée derrière le tube capillaire, tantôt sur le tube même, tantôt, enfin, sur une planchette creusée d'une sorte de gouttière dans laquelle on place le thermomètre.

Comme exemple de cette dernière disposition, nous citerons les thermomètres qui servent à mesurer la température des salles d'hôpital, des chambres de malades, etc. Ces thermomètres portent d'un côté la graduation en *degrés centi-grades*, de l'autre la graduation en *degrés Réaumur* (1). Ces thermomètres sont en général des *thermomètres à alcool*. Afin que la colonne d'alcool soit plus visible, elle est colorée en rouge.

Dans les salles d'hôpital, dans les habitations particulières, on trouve des thermomètres de ce genre. En général, ils présentent deux gradua-tions : à gauche, la graduation ou les degrés Réaumur ; à droite, la graduation ou les degrés centigrade. De chaque côté du tube en verre, sont inscrites des indications qui ne se rappor-tent pas suffisamment aux choses qui concer-nent les malades. La *température des bains or-dinaires* est exacte (30 à 35°) ; ces thermomètres indiquent la moyenne entre ces deux chiffres, 32°,5) ; mais la *température* ou *chaleur hu-maine*, inscrite *quarante degrés*, est absolument fausse. La *température naturelle*, c'est-à-dire en santé, de l'homme et de la femme varie entre 36°,8 et 37°,5 ; la température indiquée 40° est la température d'un malade atteint d'une fièvre

---

(1) Dans le thermomètre Réaumur, le zéro correspond à la température de la glace fondante ; mais le point fixe supérieur répondant à la température de l'eau bouillante est marqué 80°.

déjà très-forte. Sous l'influence des maladies, la température peut *descendre* au-dessous ou *monter* au-dessus du degré naturel; la mort est, en général, imminente quand la température s'abaisse au-dessous de 34° ou s'élève au-dessus de 42°.

Les thermomètres dont on se sert pour prendre la *température des malades* sont des *thermomètres à mercure*. Les uns sont des *thermomètres ordinaires*, dont les degrés sont divisés soit en *cinquièmes*, soit en *dixièmes*; les autres sont des *thermomètres* dits *à maxima*.

Quand on fait usage d'un *thermomètre ordinaire, on doit lire sur place le degré de température*, parce que, dès que le thermomètre est retiré, la colonne de mercure redescend pour se mettre au degré de température de la salle.

Quand on fait usage d'un *thermomètre à maxima*, on peut *lire la température* lorsque le thermomètre est retiré de la région où on l'a placé, *parce que ce thermomètre présente une disposition particulière*. Cette disposition consiste en un *index* qui s'arrête au degré le plus élevé de la température du malade. Quel que soit le lieu où l'on prenne la température avec ce thermomètre, il y a quelques précautions qu'il ne faut pas oublier. **La *température normale*,** naturelle de l'homme étant de 36°,8 à 37°,5, *chiffre qu'il ne faut pas oublier, l'infirmière devra faire descendre l'index au-dessous de ce chiffre.* Pour cela, elle secouera le thermomètre de haut en bas, à plusieurs reprises ; après chaque secousse, elle s'assurera de la marche de l'index. Sans cela, il pourrait arriver que *l'index descendît dans le réservöir*, et alors le thermomètre *à maxima* serait détérioré et transformé en thermomètre ordinaire. On peut encore faire descendre l'index en tapotant le thermomètre, tenu de la main droite, sur le fond de son étui, tenu de la main gauche, en ayant soin de maintenir ce fond dans la paume de la main, car si ce fond se crevait, le thermomètre tomberait sur le sol et se briserait.

Les thermomètres sont des instruments délicats qui *doivent être portés et maniés avec douceur* ; l'infirmière veillera à ce qu'ils ne ballottent pas dans leurs étuis et, dans ce but, elle mettra un peu de ouate.

On prend la *température* des malades dans la *bouche*, dans l'*aisselle*, dans les *mains*, dans le *rectum* ou dans le *vagin*.

Température axillaire ou dans l'aisselle.

—. L'infirmière place le réservoir du thermomètre dans le creux de l'aisselle, perpendiculairement à l'axe du corps. Elle doit s'assurer que le réservoir répond bien au centre de ce creux ; elle doit recommander au malade d'appliquer le bras contre le thorax ; si l'homme ou la femme dont elle prend la température est trop malade pour aider à cette petite opération, elle devra maintenir elle-même le bras appliqué contre la poitrine. On obtient la température quand, depuis une minute au moins, la colonne de mercure est immobile, ne monte plus. *Le temps nécessaire* varie entre 10 et 15 minutes.

Température de la main. — Le réservoir du thermomètre doit être exactement appliqué au centre de la paume de la main. Le malade fléchit les doigts par-dessus l'instrument. Il est quelquefois avantageux de placer un peu de ouate entre le petit doigt et le bord de la main, afin d'éviter complètement le contact de l'air extérieur. La durée de l'application est de 10 à 15 minutes.

Température dans le rectum. — Le thermomètre, préalablement trempé dans l'huile ou le cérat, sera introduit avec douceur dans une longueur de trois centimètres, en procédant de la même façon que pour l'introduction de la canule quand on donne un lavement. L'infirmière fera coucher la malade sur le côté; la jambe reposant sur le lit sera allongée, l'autre jambe demi-fléchie. Si l'on a affaire à des malades indociles ou délirants une autre infirmière maintiendra la jambe fléchie. Celle qui prend la température sera très-attentive, afin de retirer le thermomètre aussi promptement que possible, en cas de mouvement brusque du malade. La durée de l'application sera de 4 à 5 minutes.

Température dans le vagin. — La température ne doit être prise dans le vagin que *chez les femmes* et jamais chez les jeunes filles. Règle générale : La malade devra placer et maintenir elle-même le thermomètre ; l'infirmière n'aura qu'à s'assurer que le thermomètre est bien enfoncé. La durée de l'application est de 4 à 5 minutes.

Pour ces diverses opérations, l'infirmière devra découvrir les malades le moins possible, juste autant que cela est indispensable.

Chaque fois que l'infirmière a pris la température d'une malade, *quelle que soit la région*, elle devra laver le thermomètre dans l'eau froide. S'il s'agit d'une malade ayant une maladie contagieuse, elle devra laver l'instrument dans de l'eau additionnée d'alcool, ou d'eau-de-vie camphrée, ou de vinaigre aromatique.

Des injections sous-cutanées.

On donne le nom d'*injections hypodermiques*
ou *sous-cutanées* à l'introduction de liquides
médicamenteux *sous la peau*. — Lorsqu'on dé-
pouille un animal, un lapin par exemple, on voit,
quand on rabat la peau, une grande quantité de
petits filaments qui unissent la peau aux muscles
c'est-à-dire à la chair. Ces petits filaments constituent ce qu'on appelle le *tissu cellulaire sous-
cutané*. C'est dans les mailles de ce tissu que *doit
être injectée* la solution médicamenteuse.

Bien que, en général, les injections sous-cutanées soient faites par les médecins, il n'est pas
rare que l'on confie ce soin aux infirmières en
leur donnant des instructions spéciales. Aussi,
est-ce pour ce motif que nous croyons devoir
placer ici quelques renseignements sur la manière de pratiquer convenablement cette petite
opération.

L'instrument dont on se sert est connu sous le
nom de *seringue de Pravaz*. Il se compose d'un
corps de pompe en cristal, protégé par deux tiges
verticales en argent. Ces tiges sont reliées ensemble par deux ajutages également en argent qui

ferment l'appareil en haut et en bas. L'*ajutage inférieur* présente une canule destinée à s'adapter dans la *canule du trocart* dont nous allons parler tout à l'heure. L'*ajutage supérieur* consiste en un couvercle à vis percé d'un trou dans lequel s'engage la tige du piston. Sur celle-ci sont marqués des *degrés* indiquant la quantité de liquide injecté à un moment donné pour chaque position du piston. Les seringues les plus usitées contiennent un gramme de liquide et le piston présente vingt divisions; chacune d'elles correspond à une goutte de liquide. Tantôt le liquide est chassé en tournant le piston, muni à cet effet d'un pas de vis ; tantôt, au contraire, il suffit d'appuyer sur le piston pour pousser le liquide sous la peau.

L'instrument se compose, en outre, d'une *canule* terminée par une pointe affilée, en forme de bec.

Procédé opératoire. — On remplit la seringue de la solution que l'on doit injecter et on la dépose à sa portée ou on la confie à un aide. La seringue doit être parfaitement pleine et ne pas contenir d'air. Puis, on trempe l'extrémité dans un peu d'huile, afin de faciliter son introduction. Ceci fait, on saisit entre le pouce et l'index de la main gauche un pli de la peau de la région où l'on doit faire l'injection ; alors, on introduit la pointe de la canule tenue de la main droite, sous la peau de ce pli, au-dessus du pouce. La canule doit être enfoncée un peu obliquement, presque perpendiculairement au pli. On adapte ensuite le corps de pompe à la canule et on pousse l'injection en appuyant doucement sur la petite cupule qui le termine.

L'injection doit être poussée en trois ou quatre fois, séparées par un intervalle d'une vingtaine de secondes. Cette précaution est indispensable, car l'injection n'est pas faite dans une cavité toute prête à la recevoir, mais dans les mailles du tissu cellulaire où elle doit se frayer une voie et se répandre.

La *nature* de la *solution médicamenteuse*, la *dose du médicament à injecter*, le *lieu de l'injection* doivent être indiqués par le médecin. L'infirmière *devra rigoureusement suivre la prescription*, parce que les médicaments que l'on injecte sous la peau sont en général très-actifs. En dépassant la dose, l'infirmière pourrait occasionner des accidents redoutables.

Régions où l'on pratique les injections souscutanées. — Il faut, à moins d'indications pressantes, choisir un endroit où la peau est doublée d'une couche de tissu cellulaire et graisseux assez épaisse. Les régions où cette couche est mince comme la région de la pommette, la région de la tempe, etc.,doivent être respectées, à moins d'ordre du médecin. En pareil cas, il est préférable que ce soit lui qui fasse l'injection. Il est bon aussi de ne pas faire l'injection à la nuque, région où se font facilement des furoncles (clous) ou des anthrax.

Précautions à prendre. — Il est bon de ne pas faire trop d'injections dans la même région ; — de n'injecter qu'une seringuée par piqûre. Si l'on injecte, dans le même point, une trop grande quantité de liquide, on produira une sorte de boule, l'absorption se fera lentement et la distension des tissus pourra donner lieu à une irritation, à une inflammation et même à des abcès.

Quand la canule, au lieu d'avoir été bien enfoncée sous la peau, dans le tissu cellulaire-graisseux, est restée dans l'épaisseur de la peau, le liquide pénètre très-lentement, cause de la douleur, déchire la peau qui se soulève sous forme d'une plaque blanche, comme celles que produisent les piqûres d'orties. L'infirmière évitera cet accident, nous le répétons, en enfonçant bien la canule *sous la peau.*

Après chaque injection, faite sur un même malade, l'infirmière lavera la seringue en l'emplissant d'eau à plusieurs reprises. Elle lavera la canule, soufflera à son intérieur, afin de chasser l'eau qu'elle pourrait contenir, l'essuiera avec soin et introduira un petit fil d'argent.

C'est parce qu'on oublie trop souvent ces précautions que l'on voit survenir des irritations, des indurations ou des abcès chez les malades auxquels on fait des injections hypodermiques. C'est pour cela aussi que les seringues de Pravaz sont si souvent détériorées et nécessitent des réparations. Enfin, l'infirmière ne devra jamais laisser traîner les flacons renfermant les solutions médicamenteuses et devra veiller à ce qu'ils soient bien bouchés.

Vaccination.

La *vaccination* est une petite opération qui consiste à introduire dans une piqûre faite à la peau un virus appelé *vaccin* qui préserve de la *variole.*

On charge de vaccin une lancette dont la pointe très-allongée est ensuite introduite sous la peau, puis on retire la lancette en essuyant ses deux faces dans la plaie. Cette opération est ordinairement pratiquée par le médecin, mais elle exige, pour réussir quelques précautions qui sont du ressort de l'infirmière; l'infirmière doit, de plus, surveiller les opérés.

Avant l'opération. — L'infirmière devra disposer sur une table de l'eau, des compresses, de l'alcool ; réunir tous les individus qui doivent être vaccinés le même jour; les faire déshabiller jusqu'à la ceinture en ne leur laissant que la chemise qui sera elle-même abaissée pour laisser le ˙as et l'épaule découverts au moment de l'opératio

Pendant l'opération. — Faire avancer une à une vers le médecin les personnes qui doivent être vaccinées; si l'on a affaire à des *enfants*, les asseoir sur ses genoux et les maintenir; *laver à l'eau alcoolisée et essuyer* avec le plus grand soin chaque lancette qui vient de servir; enfin donner toute son attention à ce que les individus vaccinés ne repassent pas la manche de leur chemise avant que la gouttelette de sang amenée quelquefois par la piqûre soit complètement desséchée. — L'oubli de cette dernière précaution suffit pour compromettre le résultat de la vaccination, car on risque, en essuyant le sang, d'entraîner aussi le vaccin.

Après l'opération. — Si l'opération a réussi, on voit apparaître au bout de trois jours un point rouge (comme une piqûre de puce) à la place de chaque piqûre; le quatrième jour, la rougeur devient plus apparente, plus saillante, il se forme un bouton qui, les jours suivants (6°, 7°, 8°), s'emplit de pus (*pustule*) et s'entoure d'une auréole rouge; le malade a un peu de fièvre, il se plaint de picotements, de pesanteur dans les bras; puis, vers le 11° jour, la pustule commence à se recouvrir d'une croûte noirâtre qui tombe vers le 20° en laissant au-dessous d'elle la cicatrice que tout le monde connaît.

L'infirmière, instruite du développement de ces phénomènes, devra passer en revue, chaque matin, les individus vaccinés et prévenir le médecin, s'il y a lieu, du développement de l'éruption.

Il arrive parfois que la place de la piqûre rougit dès le jour même de l'opération : dans ce cas, le bouton se forme et suppure dès le troisième jour. On a affaire alors à la *fausse vaccine* qui s'observe chez les sujets ayant déjà eu la variole ou ayant été vaccinés quelques années seulement auparavant.

L'infirmière peut encore être chargée de *recueillir le vaccin* qui servira à d'autres vaccinations.—On recueille le vaccin dans des *tubes* ou sur des *plaques de verre.*

Si l'on se sert de *tubes capillaires* (c'est-à-dire très-fins), on n'a qu'à plonger l'extrémité du tube dans un bouton largement ouvert (du 6° au 8° jour), le liquide monte de lui-même, on retire le tube quand il est presque plein et on ferme ses deux extrémités avec un peu de cire.—Pour recueillir le vaccin sur des *plaques* (petits morceaux de verre d'égale dimension et taillés en carré), on pose une des faces de chaque plaque sur un bouton de vaccin bien ouvert, puis on la retire et on la laisse exposée quelques minutes à l'air ; enfin on applique les plaques l'une contre l'autre, deux à deux, par celle de leurs faces qui est couverte de vaccin et on les maintient ainsi appliquées en entourant leurs bords d'un peu de cire ou d'une lame mince d'étain.

En recueillant le vaccin, il faut veiller très-attentivement à ne recueillir que le liquide purulent, sans aucun mélange de sang. Cette précaution a pour but de rendre tout à fait impossible la transmission par la vaccine de maladies contagieuses.

La *vaccination préserve de la variole*, c'est-à-dire d'une maladie qui défigure les individus qu'elle ne tue pas. C'est à un médecin anglais, du nom de Jenner, que revient l'honneur d'avoir démontré, établi et propagé la pratique de la vaccine qui sauve la vie chaque année à des milliers d'individus. Nous devons prononcer avec une respectueuse reconnaissance le nom de cet homme, un des plus grands bienfaiteurs de l'humanité.

Il serait vivement à souhaiter que les personnes qui soignent les malades se fissent revacciner tous les 6 ou 7 ans.

Cathétérisme chez la femme.

Le *cathétérisme* est une opération qui consiste à introduire dans la vessie une *sonde* creuse destinée à donner passage à l'urine. On pratique le cathétérisme toutes les fois que l'émission de l'urine est devenue impossible par suite d'une paralysie ou de toute autre cause; mais les infirmières ont surtout à sonder les femmes en couches qui, très-souvent, à la suite de leur accouchement sont dans l'impossibilité d'uriner naturellement.

Les sondes sont de petits tubes soit en métal, soit en caoutchouc vulcanisé, soit en gutta-percha. On se sert la plupart du temps de *sondes métalliques* pour le cathétérisme de la femme; ces instruments, appelés pour cette raison sondes de femme ont une longueur et un calibre uniformes : ce sont des instruments de trousse, d'un usage journalier et dont toutes les salles de malades devraient toujours être pourvues. Une des extrémités de la sonde est perforée sur ses côtés de deux trous qu'on appelle *œils*. C'est cette extrémité qu'on introduit dans la vessie. On l'appelle le *bec* de la sonde parce que très-souvent elle est un peu recourbée. L'autre extrémité, qu'on appelle le *pavillon*, est ouverte directement, et, comme on dit, à plein canal. Sur ses côtés, elle est munie de deux petites anses auxquelles on attache les cordons avec lesquels on maintient les sondes en permanence dans la vessie lorsque cette précaution est jugée convenable. Toutefoi les cas où l'on prend cette mesure sont relativement exceptionnels.

On sait que la vessie communique avec l'extérieur par l'intermédiaire d'un canal assez court, nommé *urèthre*, qui vient s'ouvrir chez la femme au-dessus du vagin à l'extrémité d'un petit tubercule appelé tubercule uréthral. Quand on écarte les petites lèvres, la femme étant couchée sur le dos, on aperçoit facilement ce tubercule au-dessus de l'ouverture du vagin. L'orifice de l'urèthre au milieu du tubercule uréthral n'est pas toujours très-facile à voir; mais il suffit de placer le bec de la sonde en contact avec le centre du tubercule pour s'assurer que la pénétration de l'instrument ne présente aucun obstacle. Le bec de la sonde étant coudé, il faut que la partie concave de l'instrument soit dirigée en haut. Cela étant donné, il semblerait au premier abord que le cathétérisme est une opération des plus simples. Il est certain que presque toujours elle n'offre pas de grandes difficultés ; néanmoins, elle nécessite quelques précautions sans lesquelles il serait quelquefois malaisé de la mener à bien.

D'abord, il faut que la femme qu'on veut sonder soit étendue sur le dos, qu'elle ne fasse pas d'efforts, qu'elle respire librement, que, par conséquent, la tête ne soit pas gênée par les oreillers mais simplement appuyée sur un traversin. En outre, il faut lui faire écarter les jambes et les fléchir sur les cuisses.

Cela fait on se place à la . . . oite du lit ; avec le pouce et l'index de la main gauche, on écarte les petites lèvres ; puis, avec la main droite on introduit la sonde dans l'orifice du tubercule uréthral, faisant en sorte, ainsi que nous l'avons dit, que la concavité du bec de la sonde soit dirigée en haut. Avec l'index de la main droite, on tient fermée autant que possible l'ouverture du pavillon, afin que l'urine ne s'écoule pas immédiatement sur les draps ; puis, quand la sonde a pénétré des deux tiers environ, on prend avec la main gauche un bassin plat préparé d'avance ;

on le place entre les cuisses exactement au-dessous du pavillon, et alors seulement on enlève le doigt indicateur qui obturait l'extrémité de l'instrument et on laisse sortir le liquide. Pendant qu'il s'écoule, on abaisse légèrement la sonde : il faut qu'elle soit dirigée obliquement de haut en bas, et lorsque l'écoulement devient plus lent, on peut avec la main gauche appuyée légèrement à plat sur le bas-ventre faire sourdre encore quelques gouttes de liquide qui, sans cette précaution, seraient restées dans la vessie.

Lorsqu'on est sûr que la vessie est vide, on enlève le bassin, on referme avec le pouce de la main droite le pavillon de la sonde et on retire tout doucement l'instrument.

Il arrive souvent que les femmes répugnent à se faire sonder même par des femmes, de la façon que nous venons de dire. Aussi devra-t-on s'habituer à sonder *sous les draps*, et pour ainsi dire les yeux fermés. D'ailleurs, cette opération n'est pas du tout difficile ; elle n'a même pas besoin d'une longue expérience ; il suffit de procéder exactement comme nous allons l'indiquer.

On se place cette fois à la gauche du lit. L'index de la main gauche est enduit d'une petite quantité d'huile ; la sonde est tenue de la main droite, comme on tient une plume à écrire, par le pavillon. On introduit alors la dernière phalange de l'index gauche dans le vagin, la pulpe du doigt étant dirigée en haut. On sent alors exactement sur le milieu de la paroi supérieure ou antérieure du vagin une petite éminence allongée ; c'est le canal de l'urèthre qui fait saillie dans le vagin. Le doigt est exactement dirigé d'avant en arrière en dessous de cette éminence. Alors, on applique sur la face du doigt qui est dirigée en haut le bord *convexe* du bec de la sonde et on le pousse d'avant en arrière sur le milieu du doigt, à la rencontre du tubercule uréthral. A un moment donné, on sent de la résistance : c'est le tubercule ; il suffit de pousser doucement, en tâtonnant avec précaution pour sentir bientôt la sonde pénétrer dans l'urèthre. Quand l'instrument est bien dirigé, c'est-à-dire quand on le fait avancer très-exactement d'avant en arrière sur la ligne médiane, *presque toujours* on entre du premier coup, sans tâtonner. Nous le répétons, cette opération est des plus simples. Il est rare, il est presque impossible qu'elle ne réussisse pas quand on s'est conformé aux précautions que nous venons d'indiquer.

Pour terminer, il faut qu'on se rappelle que toutes les opérations pratiquées sur les régions, dont il vient d'être question, exigent une grande douceur, une grande légèreté de main ; si le moindre obstacle s'opposait à l'entrée de la sonde on doit renoncer à toute nouvelle tentative et laisser au médecin le soin du cathétérisme.

Des eschares.

On donne le nom d'*eschares* à des *plaques gangréneuses de la peau* qui se produisent dans certaines maladies, particulièrement dans les points où existe une compression ou une irritation de la peau. La *fièvre typhoïde* est la maladie dans laquelle on observe le plus souvent les eschares bien que, dans ce cas même, elles soient exceptionnelles si l'on fait tout ce qu'il faut pour les éviter. Elles peuvent aussi se montrer, mais plus rarement, dans toutes les maladies de longue durée. Enfin, elles se produisent quelquefois très-rapidement, dans l'espace de quelques jours, dans certaines *maladies nerveuses* (*apoplexies, paralysies, etc.*)

Le *lieu* le plus habituel des eschares est la *région du siége* ou du bas des reins à laquelle on donne, en anatomie, le nom de *région du sacrum*; mais elles peuvent encore se produire dans tous les autres points du corps qui sont irrités par les *frot-*

tements ou par la *compression*; ainsi, sur les côtés des *fesses* (*région trochantérienne*), sur les *côtés des genoux*, aux *chevilles des pieds* (malléoles), quelquefois même au derrière de la tête (nuque), aux *talons*, etc. Aussi, chez les individus atteints d'une maladie dans le cours de laquelle peuvent se produire des eschares, doit-on surveiller avec soin toutes ces régions et surtout la région du sacrum.

L'apparition de l'eschare est annoncée, soit par une petite cloche qui se crève et se creuse de plus en plus en s'élargissant, soit le plus souvent par une rougeur de la peau sur laquelle se montre bientôt une *ampoule* ou *cloche*; au bout de quelques jours, on trouve à la place de l'ampoule une croûte noire qui, en tombant, laisse une ulcération. C'est l'ulcération qui constitue l'eschare.

Les eschares sont des complications ordinairement peu graves, mais qui cependant peuvent devenir sérieuses : elles sont quelquefois le point de départ d'érysipèles, de phlegmons diffus ou d'autres accidents graves; mais, dans tous les cas, et alors même qu'elles paraissent peu graves, elles ont l'inconvénient de retarder plus ou moins la guérison du malade. Il est donc très-important de les *prévenir*, si cela est possible; or, pour cela, il suffit souvent de soins et de précautions, et l'*in-*

*firmière peut beaucoup pour empêcher la pro-
duction des eschares.*

Chez les malades qui sont exposés aux eschares, soit à cause de la nature même de la maladie, soit par le fait d'un séjour prolongé au lit, deux précautions sont indispensables. Il faut: 1° *éviter toutes les causes de compression sur la peau.* Ainsi, pour atténuer l'influence du poids du corps, on changera le malade de position, le faisant reposer tantôt sur le côté droit, tantôt sur le côté gauche, et le faisant lever dans un fauteuil dès qu'il peut supporter cette fatigue. Les draps du lit ou l'alèze sur lequel repose le siége doivent être bien tirés, afin qu'il n'y ait pas de pli pouvant irriter ou excorier la peau. On peut même envelopper le siége dans une peau de chamois que l'on noue par devant, afin d'adoucir la pression et de protéger la peau. L'usage d'un *matelas d'eau* est aussi un excellent moyen, sinon le meilleur. Il devrait être employé toutes les fois que l'on a à redouter une eschare.

2° Il faut aussi *éviter toutes les autres causes d'irritation,* tenir la peau très-propre, prévenir le contact de l'urine et des matières fécales, faire de fréquents nettoyages soit avec de l'eau pure, soit plutôt avec des substances tonifiantes, comme le vin aromatique pur ou mélangé d'eau. Il faut aussi, après ces lotions, essuyer la peau avec soin et saupoudrer le lit d'une poudre fine telle que la poudre d'amidon ou mieux le talc de Venise, que l'on remplacera s'il y a des menaces d'eschare, par la poudre de quinquina.

Dès que l'on voit, par la rougeur de la peau ou l'apparition de boutons, que l'*eschare va se produire*, il faut redoubler de précautions, et insister sur les lavages fréquents, mais faits très-doucement, et de préférence avec du vin aromatique.

Enfin, *lorsque l'eschare est produite*, on devra la panser une ou plusieurs fois par jour, suivant qu'elle est plus ou moins grande et qu'elle donne plus ou moins de pus. Après avoir nettoyé avec soin la plaie avec du vin aromatique ou de l'eau phéniquée, on la recouvre de poudre de quinquina, on comble la plaie avec des bourdonnets de charpie imbibée de vin aromatique et entremêlée de poudre de quinquina, et l'on fait ensuite une sorte de coussinet de charpie pour s'opposer à la pression sur la peau restée saine; après quoi on fixe solidement les bandages avec du diachylon et, au besoin, un bandage de corps ou un bandage en T. Ce pansement doit, autant que possible, et à moins qu'on ne craigne de trop fatiguer le malade, être changé dès qu'il est mouillé par le pus ou par l'urine.

Des bassins.

On donne le nom de *bassins* à des vases aplatis, munis d'un manche et qui servent à recevoir les garde-robes des malades qui sont incapables de se lever pour aller aux lieux d'aisances. Ils sont faits soit en métal, soit en faïence. Si les premiers ont l'avantage d'être plus solides, les seconds ont d'autres avantages qui devraient leur faire accorder la préférence. En effet, ils sont beaucoup plus faciles à nettoyer et ne gardent pas les mauvaises odeurs comme les bassins en métal, qu'il est plus difficile de tenir parfaitement propres.

Lorsque l'infirmière *place le bassin* sous le siége du malade, elle doit le glisser avec précaution. Quand il s'agit de personnes gravement malades, menacées d'eschares, il sera bon qu'elle enduise les bords du bassin d'une légère couche de cérat. Cette petite précaution contribuera, elle aussi, à prévenir les eschares.

On donne le nom d'*urinal* à un vase dont le col est incliné et dans lequel les malades urinent commodément.

Aliénés, épileptiques, hystériques.

De la conduite à tenir envers les aliénés, les épileptiques et les hystériques.

Ces différents malades dont l'intelligence est abolie ou troublée à des degrés divers exigent de la part des infirmières l'attention la plus minutieuse, jointe à la plus grande douceur. Beaucoup d'aliénés sont sous l'influence d'idées de persécution, accablés par des idées tristes qui les poussent quelquefois à des tentatives soit d'homicide, soit de suicide.

L'infirmière doit être vigilante, à la fois pour les autres malades et pour elle-même, afin de prévenir les actes de violence des aliénés ou à les arrêter à la moindre menace. Sa surveillance doit être aussi constante pour les malades qui ont des tendances au suicide. A cet égard, les précautions ne sauraient être trop multipliées. Ne pas laisser traîner de liens, de couteaux de ciseaux, afin que ces malades ne s'en emparent, ne les cachent, et, profitant de la nuit, obéissent à l'impulsion de leur délire.

Si des tentatives ont été faites, si, par exemple, des malades ont essayé de se pendre, l'infirmière doit couper les liens, *débarrasser* la poitrine de tous les vêtements qui pourraient gêner ses mouvements, *appliquer des sinapismes* sur la poitrine, faire des *lotions vinaigrées* sur la figure, le cou, etc., tous moyens qui peuvent contribuer à ramener la vie, en attendant que le médecin, que l'infirmière doit avertir sur le champ, vienne employer ou prescrire des moyens plus énergiques.

En cas de tentatives de suicide à l'aide d'instruments tranchants, elle devra employer avec prudence les moyens indiqués *pour arrêter les hémorrhagies.*

Vis-à-vis de tous ces malades, et particulièrement des *épileptiques* sujets à des impulsions violentes, d'un caractère très-irritable, l'infirmière doit être réservée dans son langage, éviter de les contrecarrer, ne jamais répondre aux paroles blessantes, aux injures même que ces malheureux pourraient lui adresser. Discuter avec eux n'a trop souvent pour résultat immédiat que de les irriter davantage. Les moyens de douceur, la compassion, parviennent souvent à calmer l'excitation des aliénés ou des épileptiques, les impulsions des hystériques. Une infirmière expérimentée doit s'ingénier à connaître les côtés accessibles de chacune de ses malades, les points faibles, afin d'en profiter pour les apaiser et empêcher qu'elles ne troublent l'ordre dans les salles.

Maintes fois, la bienveillance et la persuasion échouent et on est dans la triste nécessité de recourir à des moyens énergiques. Les malades, en proie à une violente excitation, les hystériques et surtout les épileptiques sous le coup de leurs attaques ou de leurs accès, deviennent dangereux ; alors, il est nécessaire de les *conduire en cellules*, de leur *mettre la camisole*.

Pour ces différentes opérations, les infirmières *doivent être en nombre*. Lorsqu'une malade, au comble de la fureur, n'a devant elle qu'une ou deux infirmières, elle s'en débarrasse souvent comme d'un enfant, les frappe et s'échappe. Si, au contraire, elle est entourée de trois ou quatre personnes, elle sent d'ordinaire, malgré son délire, que toute résistance est inutile, et dans tous les cas, trois ou quatre personnes réunies, attentives, peuvent mieux se garantir des violences des malades, tout en réalisant le but qu'elles se proposent avec plus de douceur. En pareil cas, les infirmières doivent agir avec fermeté, sans hésitation *et ne jamais brutaliser les malades*.

Des accès épileptiques et des attaques hystériques.

L'un des *devoirs des infirmières*, et c'est l'un des plus difficiles à bien remplir, consiste à renseigner très-fidèlement le médecin sur les symptômes présentés par le malade, dans l'intervalle des visites. Une bonne infirmière deviendra promptement assez habile à observer pour fournir un précieux concours dans la plupart des maladies. Ce n'est, d'ailleurs, que par la pratique qu'elle saura d'une manière précise, les phénomènes principaux sur lesquels elle devra porter son attention.

Indiquer ici ces phénomènes serait une tâche impossible et qui nous entraînerait dans de longs développements. Toutefois, il est un groupe de phénomènes, de symptômes, qui méritent une notion particulière : nous voulons parler des *convulsions*.

Les convulsions sont fréquentes chez les enfants où elles se produisent, en général, d'une façon accidentelle ; — elles sont communes aussi chez les adultes et, en pareil cas, elles existent à l'état permanent. Les malades qui sont atteints de ces convulsions permanentes sont les *épileptiques* et les *hystériques*. Une infirmière qui saura noter les phénomènes prédominants qui surviennent chez ces deux espèces de malades sera parfaitement capable de renseigner très-utilement le médecin sur toutes sortes de convulsions.

1° EPILEPSIE. — Les accidents épileptiques se présentent sous deux formes : les *vertiges*, les *accès*. Dans les *vertiges*, il y a perte momentanée de la connaissance, quelques secondes, une minute, rarement davantage. La face offre des changements de couleur qu'il faudra consigner. La malade revient à elle, étonnée, hébétée, et se livre à des *actes automatiques,* qui doivent également être étudiés : elle ramasse les objets environnants, chiffonne son tablier, coupe ses vêtements, etc. *Dans les vertiges, il n'y a pas de convulsions proprement dites* ; c'est tout au plus s'il survient quelques *secousses*.

Les *accès d'épilepsie*, au contraire, s'accompagnent de convulsions qui les caractérisent. L'infirmière devra constater s'il y a, au début, un *cri* ou non ; — si les accès sont ou non *précédés* de signes avant-coureurs, en d'autres termes si la malade *avertit* ou *n'avertit pas*; — comment la malade tombe, si elle tombe toujours de la même façon, en avant ou en arrière.

Quant aux *convulsions*, elles sont de deux espèces : les unes sont *toniques*, les autres sont
cloniques.

Les *convulsions toniques* consistent en ce que
le *corps est très-rigide* : cou, membres supérieurs et inférieurs. L'infirmière devra examiner
si l'un des côtés du corps est plus rigide que
l'autre.

Les *convulsions cloniques* consistent en secousses qui déplacent plus ou moins amplement
les membres ou le tronc. L'infirmière devra
aussi examiner si ces convulsions prédominent
ou manquent dans l'un des côtés du corps, ou si
elles sont tout à fait semblables.

Les *convulsions toniques* ou *tétaniques* caractérisent la *première période* de l'accès ; les
convulsions cloniques caractérisent la *deuxième
période*. Il sera bon que l'infirmière s'habitue à se
rendre compte de la *durée comparative* de chacune de ces périodes. Le plus souvent la *période
tonique* est plus longue que la *période clo-
nique*.

Durant ces deux périodes, la *coloration* et la
direction de la face changent fréquemment.
L'infirmière devra surveiller ces changements.

La *troisième période de l'accès épileptique*
est caractérisée par du ronflement, de l'écume

blanche ou colorée en rouge par le sang, par une coloration violacée de la face ou une décoloration quelquefois effrayante des traits du visage.

A cela succède soit du *délire*, soit un *sommeil* plus ou moins profond. Sur tous ces points, l'attention de l'infirmière sera éveillée. Elle s'assurera aussi de l'existence ou de la non-existence des *évacuations involontaires*.

2° HYSTÉRIE. — Les *attaques d'hystérie* sont toujours moins graves que les *accès d'épilepsie*. Leur observation est encore plus difficile. Elles se composent d'une *première période* qui ressemble parfois à l'épilepsie, surtout dans les formes graves de l'hystérie et désignée, pour cette raison, sous le nom de *période épileptoïde* ou *épileptiforme*: la rigidité du corps est générale et, d'ordinaire, uniforme.

Après cette période, il y a souvent un *repos*; puis, arrive la *seconde période*, constituée par de *grands mouvements*, le corps se met en arc, la malade s'assied ou se recouche brusquement, elle se débat, se tortille. Tout cela doit être observé avec soin.

La *troisième période*, séparée également de la précédente par un *repos*, est appelée *période de délire.* L'infirmière devra écouter attentivement ce que dit la malade, voir si elle semble obsédée par des idées gaies ou par des idées tristes, etc.

Si l'infirmière est bien pénétrée des notions que nous venons de donner, elle pourra éclairer le médecin très-utilement.

Qu'il s'agisse d'une *épileptique* ou d'une *hystérique*, il est nécessaire de *desserrer* aussi promptement que possible les vêtements, afin de rendre très-libres les mouvements respiratoires. Communément, les accès d'épilepsie apparaisseut isolément et il suffit de prendre les précautions que nous venons d'énumérer, et de surveiller le malade afin qu'il ne se blesse pas en se jetant automatiquement sur les objets environnants. Il n'en est plus de même pour les *attaques hystériques* qui se succèdent souvent avec une grande rapidité. Alors, on devra déshabiller la malade et profiter des courts intervalles qui séparent ses attaques pour lui *mettre la camisole de force.* Une fois maintenue par cet appareil, fixé comme nous l'avons dit ailleurs, la malade se trouvera dans des conditions suffisantes de sécurité et ne sera pas exposée à se blesser.

De l'alimentation forcée. — De la sonde œsophagienne.

Il est des aliénés qui refusent de manger et qu'on est obligé de nourrir artificiellement. Les procédés employés dans ce but sont variables : tantôt on introduit les aliments par la bouche en écartant de force les mâchoires ; tantôt on porte les aliments directement dans l'estomac à l'aide de la *sonde œsophagienne*.

1° « *Pour introduire de force les aliments* par la bouche, il faut que le malade soit couché, la tête médiocrement élevée, les mains fixées soit par des aides, soit par la camisole ; on se munit de deux cuillers de métal solide, à extrémité mousse et bien arrondie ; l'une d'entre elles, poussée de bas en haut entre les arcades dentaires, les écarte par un mouvement qui doit être à la fois lent et énergique ; une fois introduite, elle est appliquée sur la langue, *la convexité en haut*, de manière à protéger et à maintenir efficacement cet organe tout en forçant la bouche à s'ouvrir. Pendant qu'un aide la maintient dans cette position, l'infirmière porte avec l'autre cuiller des aliments liquides jusqu'au fond du pharynx (arrière-bouche ou gorge) et contraint le malade à déglutir (c'est-à-dire à avaler), soit en obturant ou bouchant momentanément les narines..., soit en appuyant avec la première cuiller sur la base de la langue. » (Marcé.)

On peut encore avoir recours avec avantage à un *biberon de métal* dont on introduit le bec très-allongé jusque dans l'arrière-gorge. Cet instrument sert quelquefois à la Salpêtrière et à Bicêtre.

Les infirmières habiles parviennent souvent à faire manger les malades en employant les procédés que nous venons de décrire. Mais, dans d'autres cas, elles échouent. Alors, il faut avoir recours à la sonde œsophagienne : c'est le médecin seul qui peut procéder à cette opération, mais l'infirmière doit connaître l'instrument et savoir préparer tout ce qui est nécessaire.

La *sonde œsophagienne* est faite d'un tissu souple, flexible. Son diamètre est d'environ 5 à 7 millimètres. Ses parois sont lisses. A son extrémité inférieure, celle qui s'enfonce jusque dans l'estomac, elle est percée latéralement de deux trous. L'extrémité supérieure est évasée en entonnoir afin de s'adapter au récipient qui contient le liquide alimentaire.

Quand le médecin aura à faire manger un malade avec la sonde œsophagienne, l'infirmière devra avoir à sa disposition plusieurs sondes; de l'huile, afin d'enduire la sonde et d'en faciliter l'introduction; un mandrin, c'est-à-dire une longue tige métallique ou de baleine dont le médecin peut avoir besoin pour rendre la sonde un peu plus résistante; enfin, et surtout, elle doit *préparer les aliments* qui devront être injectés et les *appareils nécessaires à l'injection.*

Tantôt les aliments sont introduits dans un *entonnoir* adapté sur la sonde; — tantôt ils sont poussés dans la sonde à l'aide d'une *seringue*; — d'autres fois — et le plus souvent aujourd'hui — on les injecte à l'aide d'un *irrigateur.*

Les aliments injectés sont liquides ou demi-liquides. Ce sont des *bouillons concentrés*, des *bouillons* contenant des jaunes d'œufs en dissolution, du lait, de légers potages, du vin, du café, du bouillon renfermant des hachis préparés de telle façon que la viande, bien triturée, forme avec le bouillon une bouillie parfaitement homogène; si la bouillie alimentaire contenait des grumeaux, si l'infirmière n'avait pas apporté à sa préparation le plus grand soin, la sonde se boucherait, il faudrait le retirer et recommencer.

Outre les aliments, on introduit encore par ce procédé des *médicaments.*

Ce n'est pas seulement certains aliénés que

l'on est obligé de faire manger à la sonde; il y a d'autres malades pour lesquels on est obligé d'user de ce mode d'alimentation : tels sont ceux qui ont des rétrécissements de l'œsophage. Les conseils qui précèdent sont donc utiles pour toutes les infirmières.

Rôle de l'infirmière pendant la visite du médecin.

Chaque matin, à l'heure où le chef de service vient habituellement faire sa visite, l'infirmière devra veiller à ce que tout soit préparé ; elle vérifiera l'appareil où doivent se trouver tous les objets de pansement parfaitement disposés en ordre, de manière à pouvoir trouver de suite ce qui sera demandé. En outre, elle tiendra toujours prêts de l'eau froide, de l'eau tiède, un savon, une cuvette et des serviettes.—Lorsque le chef arrive, elle l'avertit, s'il est survenu quelque chose d'imprévu dans le service.

Pendant tout le temps que dure la visite, elle doit la suivre le plus près possible, tout en restant derrière les élèves, pour être prête à répondre si le chef demande des renseignements sur la manière dont les malades se sont comportés, et pour lui fournir de suite ce dont il aura besoin. Elle doit écouter attentivement toutes les prescriptions qui sont faites, et si l'une d'elles lui paraissait obscure, elle demanderait des éclaircissements au chef de service, alors qu'il est encore auprès du lit du malade. Dans les services de chirurgie, elle veille à ce que l'appareil soit toujours à portée; dans les services de médecine, il suffit de tenir prêts une serviette pour l'auscultation, du cérat ou de l'huile, et les objets nécessaires pour le lavage des mains.

Si l'un des malades a présenté quelque chose d'insolite dans ses selles ou dans son urine, s'il a eu des vomissements, l'infirmière, qui aura eu soin de faire garder ces matières en dehors de la salle, préviendra le chef de service lorsqu'il sera au lit du malade dont il s'agit, et lui fera alors présenter les matières conservées, s'il le juge à propos.

Si l'on fait une opération pendant la visite, l'infirmière devra immédiatement mettre une alèze sous les parties à opérer, afin que les draps du lit ne soient pas salis; après l'opération, les instruments seront immédiatement nettoyés, ainsi qu'il sera dit ailleurs. Si, malgré les précautions prises, les draps ou le linge du malade sont salis par le sang ou le pus, l'infirmière essuiera le plus gros, mettra sur les parties une compresse, afin que le drap de dessus ne soit pas sali, et ne procédera au changement de linge qu'après la visite.

Lorsque la visite sera terminée, et avant que le chef de service ne sorte de la salle, l'infirmière présentera à sa signature les billets des malades qu'il aura désignés comme devant sortir, ainsi que le cahier sur lequel sont inscrites les prescriptions qu'il a faites aux divers malades pendant la visite.

Propreté des instruments.

Après chaque opération, l'infirmière devra rassembler les instruments qui viennent de servir ; elle ne les mettra pas en tas et pêle-mêle, mais elle les prendra un à un sur le lit où a eu lieu l'opération, cherchant soigneusement s'il n'en reste pas sous l'oreiller ou dans les alèzes, et elle les déposera en ordre les uns à côté des autres sur une planchette recouverte d'une compresse. Alors, si un élève n'est pas chargé de ce soin, elle procédera à leur nettoyage.

Pour cela, elle les trempera dans de l'eau bien propre, ou mieux dans une solution phéniquée, et elle les essuiera parfaitement avec un linge, ayant bien soin de ne laisser aucun point humide. Le nettoyage est souvent assez délicat, surtout pour les instruments qui ne peuvent être démontés, par exemple pour les bistouris de trousses. Pour ces instruments, il faudra introduire un petit linge entre les deux lamelles d'écaille dont est formé le manche, et essuyer en tirant sur le linge comme on fait pour un verre de lampe. L'articulation de la lame avec le manche est encore plus difficile à maintenir en bon état: pour cela, après avoir essuyé le mieux possible, on placera en ce point une goutte d'huile, on fera jouer plusieurs fois l'articulation, et l'on essuiera soigneusement, de façon à ne pas laisser d'huile sur l'instrument. Pour les instruments où un linge ne peut pénétrer, comme la canule d'un trocart, le dos mobile d'une scie à main, etc., on y fera pénétrer quelques gouttes d'huile avec la pointe du trocart, la lame de la scie, etc., que l'on essuiera à plusieurs reprises ensuite. Nous insistons sur ce point, qu'on ne doit se servir d'huile pour les instruments que lorsqu'on ne peut pas faire autrement, et encore, dans ces cas, devra-t-on essuyer l'instrument de manière à ce qu'il en reste le moins possible.

Les instruments pouvant être démontés devront toujours l'être lors du nettoyage, car, alors même qu'ils paraissent propres, ils peuvent très-bien renfermer quelques gouttelettes d'eau dans leur articulation. La plupart de ces instruments sont fort simples et se composent de deux branches, tels sont les ciseaux et les diverses espèces de pinces ; pour les démonter, il suffit d'exagérer l'écartement des branches et alors de les éloigner l'une de l'autre. On ne démontera qu'un instrument à la fois, pour qu'il n'y ait pas confusion et changement de branches, et dès qu'ils seront bien essuyés, ils seront remontés de suite et mis sur un linge parfaitement sec. Quant aux instruments plus compliqués, l'infirmière apprendra leur mécanisme avec l'usage, mais si elle ne peut les démonter, elle devra prévenir un élève, et ne jamais consentir à remettre en place un instrument incomplétement nettoyé.

A mesure qu'ils sont essuyés, les instruments sont placés sur une planchette couverte d'un linge bien sec, et remis en place au lieu où se trouvent les autres instruments. Lorsqu'on en aura de nouveau besoin, ils seront remis sur la planchette munie d'une compresse, et on les couvrira d'une compresse afin que le malade qui va être opéré ne puisse les apercevoir. Plusieurs chirurgiens aujourd'hui font tremper leurs instruments dans une solution phéniquée à 5 0/0 avant de s'en servir. Tous ces détails montrent aux infirmières quelle importance il faut attacher à ce que les instruments soient toujours d'une propreté scrupuleuse.

L'infirmière devra enfin veiller à ce que les éponges ne traînent pas sur les tables ou dans les tiroirs. Dès qu'elles auront servi, elles seront lavées avec soin, d'abord dans de l'eau pure pour enlever les impuretés, puis dans une solution phéniquée ou dans de l'eau alcoolisée ; on les placera ensuite dans une boîte fermée ou dans un bocal rempli d'une solution phéniquée. Tous ces détails varieront suivant la pratique du chef de service, mais une chose sera toujours exigée : la plus grande propreté.

Manière de toucher à un malade, de le coucher, de déshabiller les malades et les blessés.

Ce n'est pas une chose aussi facile qu'on pourrait le croire de prime abord que de toucher à des malades, on n'arrive à bien faire qu'après un assez long apprentissage dans les salles. Il est toutefois possible de donner certaines indications générales qui faciliteront la tâche de l'infirmière. Elle devra, dans tous les cas, agir avec une grande douceur et une grande patience pour ne pas faire souffrir les malades, sans brusquer aucun mouvement, et en songeant que les gens auxquels

elle a affaire ne peuvent, le plus souvent, se remuer que lentement. Mais il est également indispensable qu'elle agisse sans hésitation et avec
une certaine fermeté, sans s'en laisser imposer
par les plaintes de certains malades pusillanimes
qui se plaignent avant qu'on ne les touche et dont
on ne changerait jamais le linge si on voulait les
écouter.

Lorsqu'un malade ou blessé entre à l'hôpital, il
faut d'abord le déshabiller. A part les cas de blessures graves, cas sur lesquels nous reviendrons
tout à l'heure, voici comment l'on s'y prendra .
Le malade restant couché sur le brancard sur
lequel on l'a apporté, ou bien étant assis sur une
chaise, on commence par lui enlever sa blouse ou
sa veste, son gilet et sa chemise, et on lui passe
une chemise blanche; alors seulement on lui enlève
ses chaussures, ses bas et son pantalon. Tous ces
vêtements sont immédiatement portés hors la
salle, car le malade peut être atteint d'affection
contagieuse, et de plus ses habits renferment souvent de la vermine qui se répandrait rapidement
dans la salle. Si l'état ne paraît pas grave, s'il
n'y a pas de blessure, si enfin les jointures ne
sont pas douloureuses, on devra donner au malade un grand bain, et ce n'est que lorsqu'il sera
parfaitement propre qu'on le couchera dans son

lit. S'il était impossible de donner un bain, l'infirmière aurait soin de laver les parties sales du malade avec de l'eau tiède et une éponge.

Si le malade entrant a été victime d'un accident, les choses seront beaucoup moins simples, car des mouvements inconsidérés, même faits avec grande douceur, pourraient non-seulement occasionner de vives douleurs, mais encore augmenter beaucoup la gravité de la blessure. Si, par exemple, il s'agit d'un écrasement par une voiture ou une machine, les mouvements pourront faire revenir un écoulement de sang qui s'était arrêté de lui-même ; si l'on a un membre cassé, les tractions pourront imprimer des mouvements aux fragments osseux qui déchireront les parties profondes ou même pourront percer la peau. Il serait évidemment à désirer que, dans ces cas, un élève fût toujours présent, mais comme c'est là une condition qu'il n'est pas toujours possible de réaliser, l'infirmière devra savoir se tirer seule d'embarras. Les manœuvres différeront suivant qu'il s'agira du membre supérieur ou du membre inférieur.

Si c'est le membre inférieur qui est blessé, il faudra commencer par découdre la couture externe du pantalon et du caleçon, s'il y en a un, depuis le bas jusqu'à la ceinture. Nous disons de *découdre* et *non pas de couper*, ce qui serait peut-être plus commode et plus expéditif, car, il ne faut pas l'oublier, les malades qui vont à l'hôpital sont en général pauvres, et il y a grand intérêt pour eux à ce qu'on ne gaspille pas leurs vêtements ; si, cependant, cela était utile au bien-être et à la santé des blessés, il ne faudrait pas hésiter à couper avec des ciseaux. C'est ce qu'on sera presque toujours obligé de faire pour les chaussures sur lesquelles on ne doit tirer que modérément et que l'on coupera, sans hésitation, si les tractions provoquent des douleurs trop vives. Les bas et les chaussettes seront en général facilement retirés, en ayant soin de bien faire fixer le cou-de-pied par un aide, afin que les mouvements ne se transmettent pas jusqu'au point blessé.

Le membre blessé étant mis à découvert, on retirera avec douceur et grand ménagement la jambe de pantalon décousue de dessous ce membre, en ayant soin d'imprimer aussi peu de mouvements que possible. Puis, on achèvera de déshabiller le malade comme il a été dit plus haut, et on le couchera dans son lit. Pour cela deux aides vigoureux soulèveront le malade, et l'infirmière soutiendra le membre blessé en ayant soin de le tenir immobile, ce qui se fera en faisant suivre à ce membre les moindres mouvements imprimés au corps par les porteurs.

Si c'est le membre supérieur qui est blessé, il sera le plus souvent inutile de découdre l'habit. On commencera par enlever la manche du côté sain, et ensuite on tirera avec ménagement celle du côté malade; il va sans dire que si cette manœuvre provoquait des douleurs, on n'hésiterait pas à découdre.

En dehors des blessures et des accidents, il pourra être aussi utile de découdre les vêtements dans certaines circonstances, par exemple dans des cas où les jointures sont très-douloureuses (*rhumatisme articulaire aigu*). L'infirmière sera juge de la nécessité de cette mesure, elle devra y avoir recours toutes les fois que les tractions faites pour retirer les vêtements seront trop pénibles.

Le malade étant une fois couché dans son lit, on aura encore à le remuer dans plusieurs circonstances, soit pour changer son linge, soit pour mettre des draps blancs, soit pour le transporter d'un lit dans un autre. Pour exécuter ces différentes manœuvres, il faudra toucher au malade franchement et non pas du bout du doigt ou en le saisissant par les manches de son tricot ou de sa chemise, comme le font souvent les personnes inexpérimentées.

Pour soulever le malade, un ou deux aides vigoureux seront nécessaires, le plus souvent ce sont les garçons de salle qui sont chargés de cette besogne. L'un d'eux se placera près de la tête du malade et lui soulèvera la partie supérieure du tronc, pendant que le malade lui entourera le cou de ses bras s'il le peut. Le second aide soulèvera les parties inférieures du corps avec ses deux bras placés l'un sous les reins, l'autre sous les cuisses ou sous les jarrets. Le malade ainsi soulevé, on pourra passer des draps propres ou des alèzes sous lui. S'il n'est pas trop lourd ou s'il peut faire des efforts, un seul aide suffira. Il placera un bras sous le tronc, un autre sous les jarrets, et le malade lui entourera le cou avec ses bras. S'il y avait un membre blessé, l'infirmière devrait soulever elle-même ce membre en lui faisant suivre tous les mouvements du corps.

Si l'on doit changer un malade de lit, deux cas peuvent se présenter : 1° Les deux lits sont placés en sens inverse, c'est-à-dire que la tête de l'un se trouve du côté où sont les pieds de l'autre ; c'est le cas le plus commode. Un aide ou deux, suivant le cas, disposés comme nous venons de le dire, et placés entre les deux lits, soulèvent le malade, lui font décrire un demi-tour, et le posent sur le second lit ; 2° les deux lits ont la tête dirigée du même côté, c'est le cas le plus fréquent dans nos hôpitanx où les lits placés les uns à côté des autres seraient difficilement retournés. S'il est indifférent d'imprimer des mouvements au malade, un seul aide pourra encore suffire, pour cela, il se placera d'un côté du premier lit soit à gauche, soulèvera le malade et le portera sur le second lit qu'il abordera également du côté gauche. S'il était dangereux de trop remuer le patient, quatre aides seraient nécessaires ; deux se plaçant entre les deux lits soulèveront le malade comme il a été indiqué et le porteront hors du lit, les deux autres aides placés de l'autre côté du malade en face des deux premiers aides se substitueront alors à eux et porteront le malade sur le lit définitif.

Il est encore un moyen de porter un malade d'un lit dans un autre sans lui faire éprouver aucune secousse. Dans ce but, quatre aides prennent chacun un des angles du drap sur lequel est couché le malade, le soulèvent et le reposent sur le second lit qui a été placé tout à côté du premier. Cette manœuvre, qui a le grand avantage de remuer le malade aussi peu que possible, est surtout recommandable lorsqu'on n'a pas à changer de draps.

Les infirmières pourront aussi avoir à soutenir les membres des blessés dans certains cas spéciaux ; elles devront alors se conformer strictement aux indications que leur donnera le chirurgien pour savoir comment s'y prendre. Assez souvent on leur fera tenir un pied immobile, par exemple si l'on applique un appareil pour une fracture du membre inférieur. Pour cela, elles entoureront la partie postérieure du talon avec le pouce et le bord externe de l'index de la main droite sans soulever le talon au-dessus du drap, et pour fixer le pied plus solidement, elles appliqueront la paume de la main gauche sur sa face dorsale. Nous ne pouvons pas insister ici sur toutes ces manœuvres spéciales.

Précautions à prendre pour le pansement des plaies.

Il est extrêmement important de bien faire les *pansements*, car c'est de là que dépend le succès des opérations et la guérison rapide des plaies. La manière de faire variera un peu dans les différents services, mais toujours il faudra agir avec une grande propreté et des soins minutieux. Si la propreté est la première des qualités que doive posséder une infirmière, c'est surtout en ce qui concerne la *manière de faire les panse-ments* que cela est vrai.

Les pansements peuvent rester plusieurs jours sans être changés (*pansements rares*); on peut au contraire les renouveler plusieurs fois par jour (*pansements fréquents*); mais, dans l'immense majorité des cas, on pansera les malades une fois chaque jour, après la visite du matin.

Avant de commencer le pansement, il faut préparer tout ce qui est nécessaire, linge, charpie, et autres pièces du pansement, les liquides avec lesquels on lavera les parties, des bassins, etc. Quand tout cela est prêt, l'infirmière se lave les mains dans de l'*eau pure*, ou, ce qui est préférable, dans de l'*eau phéniquée* ou *alcoolisée*, elle y lave également les instruments dont elle va se servir pour faire le pansement, et alors seulement elle s'approche du lit du malade.

On n'enlève pas d'un seul coup et en masse le pansement sale, mais on défait les pièces une à une, en ayant bien soin de ne pas ébranler celles qui sont au-dessous; lorsqu'on arrive à celle qui est en contact immédiat avec la plaie, on doit redoubler de précautions. En effet, cette dernière pièce est souvent en rapport avec différents objets placés dans la plaie, tels que extrémité des fils à ligature, tubes à drainage, serre-fines, points de suture, etc., et l'infirmière ne doit à aucun prix imprimer des mouvements à ces divers objets. A cet effet, elle détachera avec grand soin et le plus lentement possible les linges et les brins de charpie adhérents, elle pourra, le plus souvent, pour faciliter cette tâche, mouiller légèrement le pansement soit avec une éponge, soit avec un petit appareil projetant une poussière d'eau phéniquée. Si, malgré ces précautions, l'adhérence était encore trop forte, au lieu de continuer à tirer sur les brins de charpie, elle sectionnerait avec les ciseaux ce qui ne peut être détaché. A moins de recommandations spéciales de la part du chirurgien, l'infirmière ne touchera jamais à ces objets dont nous parlons.

Nous pouvons répéter la même chose si la plaie est simple. Là encore, il faudra prendre les mêmes précautions, et se livrer aux mêmes manœuvres pour que la charpie ou le linge directement en rapport avec la surface de la plaie n'exercent pas de tiraillement sur cette surface. Il est bien préférable de laisser quelques débris de l'ancien pansement qui se sépareront aisément les jours suivants que d'enlever tout, au risque de faire saigner la plaie. C'est là un point capital que l'infirmière ne doit jamais oublier, et que l'on peut ériger en principe : *Dans un panse-*

ment ordinaire on ne doit jamais faire saigner une plaie.

Un autre principe non moins important, c'est que l'infirmière ne doit toucher à la plaie ni avec les doigts ni avec des instruments quelque propres qu'ils soient. S'il y a nécessité de la laver, ce qui en général ne doit être fait que s'il y a une quantité notable de pus, on se servira d'une éponge, d'une seringue ou d'un irrigateur pour diriger l'eau sur la plaie avec laquelle ces différents objets ne devront pas être mis en contact direct. Une fois ce lavage effectué, on pourra, si la peau voisine est sale, la frotter doucement avec une éponge ou avec un linge, mais il ne faudra pas toucher aux bords de la plaie.

Pendant que l'on accomplit toutes ces manœuvres, il faut prendre diverses précautions pour empêcher que les draps du lit ou le linge du malade ne soient salis. Si l'on a dû employer un liquide pour le lavage, il faut avoir eu soin de placer sous le membre un bassin destiné à recevoir ce liquide ; si les circonstances et le siége de la plaie empêchent de prendre cette précaution, on y suppléera en employant d'autres moyens, soit une toile cirée conduisant l'eau dans un bassin, soit des éponges placées pour absorber le liquide à mesure qu'il s'écoule. Si le

linge du malade ou les draps étaient souillés par
le pus, ou bien si on n'avait pu les empêcher
d'être mouillés pendant le pansement, il faudrait,
une fois la toilette de la région terminée, ainsi
que nous venons de le dire, éponger aussi bien
que possible tout cela, et au besoin couvrir les
linges souillés avec une compresse propre, afin
de pouvoir appliquer le nouveau pansement sans
avoir à craindre que ses différentes pièces ne
soient salies pendant l'application même.

Nous n'avons pas à parler ici de la manière
dont on devra faire le nouveau pansement; on
agira suivant les règles et les indications données
ailleurs. Une fois qu'il sera terminé, on procédera, s'il y a lieu, au changement du linge du
malade et des draps du lit.

Nous avons omis à dessein de dire *ce que devient l'ancien pansement*, nous devons y revenir, car c'est un point qui importe beaucoup à
la bonne hygiène des salles. A mesure qu'une
des pièces du pansement sera enlevée, on la
jettera dans une *corbeille* ou un *bassin* placé
près du lit, et dans lequel on mettra aussi les
divers linges qui auront servi au lavage. Le pansement une fois terminé, ces linges sales seront immédiatement portés hors de la salle, là se trouve
une boîte ou un panier disposé pour les recevoir.

Dans la pratique, on agit souvent un peu différemment. A l'heure où se font les pansements, on place dans la salle un panier où l'on va jeter chaque pansement venant d'être enlevé ; lorsque tous les pansements sont terminés, alors seulement on porte le panier hors de la salle. Cette manière de faire, qui est évidemment inférieure à la première, pourra être employée, à la rigueur, lorsqu'il n'y a à faire que des pansements simples, mais il sera toujours préférable de porter immédiatement hors de la salle les linges ayant servi, et *cette mesure devra être rigoureusement suivie si ces linges exhalent une mauvaise odeur ou proviennent d'un malade atteint d'une affection contagieuse.*

Examen de la gorge.

L'infirmière doit toujours avoir à sa portée une cuillère ou un *abaisse-langue* qu'elle remettra, *après l'avoir soigneusement essuyée,* au médecin qui veut pratiquer l'examen de la gorge. — De plus, l'infirmière, pendant cet examen, *doit maintenir immobile la tête du malade*; pour cela, se plaçant derrière le malade, elle appliquera la paume de la main sur les côtés de la tête. La tête, ainsi fixée, sera renversée en ar-

:rière de façon que la lumière arrive distinctement au fond de la gorge.

S'agit-il d'un *enfant* ? L'infirmière le fera asseoir sur ses genoux, prendra et renversera la tête avec la main droite tandis que la gauche maintiendra les bras et les jambes.

Examen de la poitrine. Auscultation.

L'infirmière qui suit la visite du médecin ou la contre-visite du soir, doit toujours être munie d'une serviette blanche qu'elle applique sur les parties du corps où le médecin se dispose à placer son oreille pour ausculter. La serviette ainsi appliquée ne doit pas faire de plis.

Pour ausculter le poumon, le médecin fait asseoir le malade sur son lit ; le devoir de l'infirmière consiste alors à aider le malade à se mettre sur son séant ; ceci fait, elle *doit se placer au pied du lit*, faisant face au malade dont elle *prend les mains* ou les poignets afin de le maintenir sans fatigue dans cette position.

De l'examen au spéculum.

On donne le nom de *spéculums* aux instruments employés pour l'examen des organes internes situés au voisinage de l'entrée des cavités naturelles.

Réduit à sa plus simple expression, un spéculum est un tube cylindrique à parois unies ; mais la *forme* et les *dimensions* des spéculums varient avec la destination qu'on réserve à l'instrument, suivant que l'on veut, par exemple, examiner les organes génitaux internes, ou la muqueuse du rectum, ou l'oreille, etc., etc.

Le spéculum destiné à l'examen des parties génitales internes de la femme (utérus, muqueuse du vagin) a la forme d'un tube légèrement conique dont la grosse extrémité est munie d'un manche qui sert à introduire, à maintenir et à retirer l'instrument. Dans ce tube, on coule un mandrin de bois dont l'extrémité arrondie dépasse un peu le bout du spéculum et en facilite l'introduction ; une fois le spéculum introduit, on retire le mandrin et la lumière arrive facilement jusqu'au col de l'utérus.

C'est là le *spéculum plein* ; il est généralement en bois ou en étain, quelquefois en verre.

A côté du spéculum plein, il nous faut citer le *spéculum à valves* dont les parois se rapprochent pour faciliter l'introduction et s'écartent ensuite pour l'examen ; ce spéculum est en métal blanc.

Il est d'usage dans les services de médecine et de chirurgie d'affecter plus spécialement un jour de la semaine à l'examen des malades au spéculum ; c'est le *jour du spéculum*. Cet examen se fait ordinairement dans un petit cabinet attenant à la grande salle des femmes.

Le jour du spéculum l'infirmière doit, *avant la visite*, préparer le cabinet. — Rouler au milieu, et les pieds tournés vers la fenêtre, la table ou le lit spécial sur lequel on couche les malades pour l'examen. — Le garnir d'un matelas, recouvert d'une étoffe imperméable et d'une alèze. — Veiller à ce que la fenêtre soit garnie d'un rideau en tissu léger qui laissera pénétrer la lumière et empêchera les regards indiscrets. — Disposer sur une table à côté du lit les objets suivants : spéculums de toutes formes, huile, cérat, solution de perchlorure de fer, de nitrate d'argent, teinture d'iode, poudre d'alun, de tannin, alèzes de rechange, compresses, ouate, tampons munis d'un fil assez long, charpie, pinceaux, longue pince, hystéromètre (longue tige de métal, graduée et fixée à un manche de bois), pot à l'eau, cuvette, serviettes. Sous la table, deux seaux remplis l'un d'eau froide, l'autre d'eau chaude.

Pendant la visite, l'infirmière veillera à ce que les malades que le médecin désignera pour le spéculum se lèvent et s'habillent légèrement pour ne point se faire attendre quand le moment de l'examen sera venu.

Pendant l'examen, l'infirmière devra passer au médecin les différents objets qu'il demandera. Le médecin demande-t-il un spéculum, l'infirmière devra introduire le mandrin dans l'instrument désigné, le tremper dans l'huile et le passer ainsi graissé. L'infirmière reçoit des mains du médecin le spéculum qui vient de servir ; elle doit alors le plonger dans l'eau chaude, le nettoyer et l'essuyer avec le plus grand soin.

L'examen fini, l'infirmière doit remettre le cabinet en ordre, et ramasser dans une armoire les instruments et linges qu'elle sortira de nouveau au premier jour de spéculum.

Il arrive parfois que le médecin a besoin d'examiner au spéculum des femmes que la maladie, une blessure ou une infirmité quelconques empêchent de se lever. L'infirmière, avertie, doit alors fermer les rideaux du lit, puis disposer sur la table de nuit les différents objets nécessaires à l'examen. Ceci fait, avec une ou deux de ses compagnes, elle aidera le médecin à placer la malade en travers sur le lit et maintiendra écartées les jambes de la malade durant l'examen.

Spéculum anal. Destiné à l'examen de la partie terminale du tube digestif, ce spéculum est de dimensions plus petites que ceux que nous venons de décrire.

On se sert encore, pour l'examen de la muqueuse du rectum et du vagin, de *spéculums en métal* ayant la forme d'une simple gouttière; ces spéculums sont généralement désignés sous le nom de *spéculums américains*.

Rôle de l'infirmière quand on pratique l'anesthésie.

La plupart des opérations se pratiquent aujourd'hui sans que le malade en ait conscience, grâce à l'insensibilité qu'on lui procure, en lui faisant respirer des vapeurs de chloroforme ou d'éther. On donne à ce sommeil provoqué, le nom d'*anesthésie chirurgicale*.

L'administration du chloroforme, qui n'est pas sans danger, ne regarde que le chirurgien et ses aides. Cependant, comme l'infirmière est journellement appelée à voir pratiquer l'anesthésie, quelques indications sur la conduite qu'elle doit tenir trouvent ici leur place.

Le blessé devant être à jeun quand on l'endort, l'infirmière veillera à ce qu'il ne mange pas avant l'opération. Toutefois, si celle-ci se faisait à une heure tardive, on lui donnerait, le matin, un bouillon. On ne négligera pas non plus, si le médecin le recommande, de vider les intestins à l'aide d'un lavement.

Avant de faire coucher le malade sur la table d'opération, il faut s'assurer que le pupitre à crémaillère de cette table est abaissé de façon à ce que la tête ne soit pas plus élevée que le tronc. On débarrassera le patient de tout vêtement qui pourrait le serrer ; le cou et la poitrine doivent être entièrement à découvert.

On aura préparé à l'avance un flacon rempli de chloroforme, plusieurs compresses, un bassin vide pour le cas où des vomissements se produiraient, et, si le chirurgien a l'habitude de s'en servir, les appareils spéciaux qu'on emploie quelquefois pour l'administration du chloroforme, tel qu'un cornet doublé de flanelle ou un sac en étoffe de laine renfermé dans une monture en fil de fer.

Si le chirurgien emploie l'éther, qui est très-inflammable, on aura soin d'éloigner toute lumière pour éviter tout accident.

L'infirmière doit avoir sous la main, pendant l'opération, prêts à être donnés au moindre signal, les objets suivants, qui sont nécessaires en cas d'accidents : une *pince à pansement* pour attirer la langue au dehors, une *cuillère* qui sert à l'abaisser, un *flacon d'ammoniaque*, une compresse trempée dans un bassin d'eau froide, pour pratiquer la flagellation, *une sonde à insufflation.*

Lorsque le malade est *bien réveillé*, on le transporte dans son lit sur un brancard; pendant ce transport, il faut veiller à lui maintenir *la tête basse*. On le replacera sans secousse dans son lit, en ayant soin qu'il conserve toujours la position horizontale. Pendant l'hiver le lit devra être bassiné d'avance.

On pourra alors, sans inconvénient, faire boire à l'opéré un peu de vin sucré. Mais il ne faut pas lui permettre de manger pendant les premières heures qui suivent la chloroformisation, car il arrive fréquemment que des vomissements se produisent dans la journée.

Dans tous les cas, le malade soumis à l'anesthésie sera tenu en constante surveillance jusqu'à ce qu'il ait repris l'usage complet de ses sens.

TABLE DES MATIÈRES

Versailles. — CERF et FILS, imprimeurs, 59, rue Duplessis.